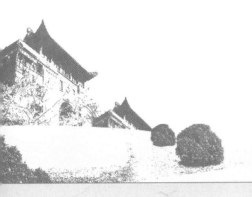

珞珈经管论丛

中国老年人健康不平等问题研究

• 潘昌健 著

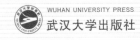

WUHAN UNIVERSITY PRESS
武汉大学出版社

图书在版编目(CIP)数据

中国老年人健康不平等问题研究/潘昌健著.—武汉：武汉大学出版社,2020.7
珞珈经管论丛
ISBN 978-7-307-21229-9

Ⅰ.中…　Ⅱ.潘…　Ⅲ.老年人—医疗保健制度—研究—中国
Ⅳ.R199.2

中国版本图书馆 CIP 数据核字(2019)第 243812 号

责任编辑:范绪泉　　责任校对:李孟潇　　版式设计:韩闻锦

出版发行: **武汉大学出版社**　　(430072　武昌　珞珈山)
(电子邮箱: cbs22@ whu.edu.cn　网址: www.wdp.whu.edu.cn)
印刷:武汉邮科印务有限公司
开本:720×1000　1/16　印张:15.75　字数:225 千字　插页:1
版次:2020 年 7 月第 1 版　　2020 年 7 月第 1 次印刷
ISBN 978-7-307-21229-9　　定价:49.00 元

摘　要

　　随着老龄化进程不断加快，健康老龄化已经成为世界各国应对人口老龄化带来的系列问题的基本举措，成为实现积极老龄化的重要基础。然而，各国在促进健康老龄化的过程中仍面临诸多困难，其中一个需要重点关注的议题是老年人健康不平等问题。世界卫生组织2016发布的《关于老龄化与健康的全球报告》指出，各国政策不仅要改善富裕或普通老年人的健康状况，而且还要特别为底层人员提供帮助，缩小老年人个体间的健康差距，减小健康不平等程度。近年来，中国老龄化速度快、规模大并且呈现出较为复杂的特征，老年人健康不平等问题也较为突出。如何消减老年人之间的健康不平等，逐渐成为中国健康老龄化和积极老龄化进程中的重要议题。

　　《"健康中国"2030规划纲要》指出，要坚持以人民为中心的发展思想，牢固树立和贯彻创新、协调、绿色、开放和共享的五大发展理念，坚持正确的卫生与健康工作方针，坚持健康优先、改革创新、科学发展、公平公正的原则，以提高人民健康水平为核心，以体制机制改革创新为动力，从广泛的健康影响因素入手，以普及健康生活、优化健康服务、完善健康保障、建设健康环境、发展健康产业为重点，把健康融入所有政策，全方位、全周期保障人民健康，大幅提高健康水平，显著改善健康公平。可见，在工业化、城镇化和人口快速老龄化等新的背景下，消减老年人健康不平等以促进健康老龄化对"健康中国"战略建设和中国社会经济发展意义重大，对老年人健康不平等问题进行研究不仅重要，而且紧迫。

　　基于此，本研究首先对老年人健康不平等问题进行了理论分析；其次利用 2002—2014 年中国老年人健康长寿影响因素调查（CLHLS）数据，分别借助生存质量量表（QWB）和集中指数（WI 和 EI）测度了中国老年人健康与健康不平等的状况及其变化趋势；然后讨论了中国老年人健康不平等的形成机理；接着采用 RIF-I-OLS 分解方法实证了人口学特征、社会经济地位、医疗卫生状况、老年生活状况 4 个维度的因素对老年人健康不平等的边际影响效应；最后根据研究结果和国际经验提出一揽子消减中国老年人健康不平等的对策建议，以期在为健康老龄化和"健康中国"相关政策提供参考的同时丰富该议题的研究。

理论分析认为，健康不平等分为公平的健康不平等和不公平的健康不平等，健康的自然差异通常被认为是公平的，而由社会经济制度等因素引起的健康差异则被认为是不公平的。社会经济学家所关注的是与社会经济地位相关的健康不平等，这种健康不平等通常用与收入相关的健康不平等进行衡量。

通过测度发现，2002—2014 年间，中国老年人健康水平呈波动上升趋势，但老年人群体中的确存在亲富性健康不平等。老年人健康不平等集中指数 WI 和 EI 在 2002 年到 2014 年之间先降后升，其中，在 2002 年到 2008 年之间呈下降趋势，而自 2008 年以来却有逐渐上升的趋势。相比高龄组老年人，低龄组老年人亲富性健康不平等现象更为明显。

老年人健康不平等的影响因素是复杂多元的。各因素在对老年人健康不平等产生影响的同时，它们之间的交互项也会对老年人健康不平等起到强化或弱化作用。当代中国老年人在历史经历、社会经济发展等过程中产生了多维分化，从而导致老年人的健康结果产生复杂的差异。因此，综合分析各因素对中国老年人健康不平等的影响有助于把握和理解中国老年人健康不平等的形成机理。

研究显示，在诸多影响老年人健康不平等的因素中，家庭医疗投入、收入差距和居住方式的边际影响效应最强；初中及以上受教育程度、收入差距、家庭照护的差异和当期锻炼对老年人健康不平等具有扩张效应；家庭收入、城镇化、重病及时就医、每万人三级医院数、家庭医疗投入、入住养老院和自助养老对老年人健康不平等具有抑制作用；偏高的共付比例、不完善的医疗保障制度和不均衡的养老保险制度对低收入老年群体的健康不利。

在借鉴美国、欧盟典型国家和日本经验的基础上，本研究提出了一揽子消减中国老年人健康不平等的对策建议：夯实基本医疗保障体系，提高基层公共卫生服务能力；构建新型养老保障体系，着力解决低收入群体养老问题；发展老龄健康产业，促进医疗和养老的深度结合；改革健康不平等诱致制度，为"健康中国"战略提供保障；打好老龄健康组合拳，为世界提供健康老龄化"中国方案"。

目　录

第一章 绪 论

第一节 老年人健康不平等问题凸显

一、世界人口老龄化趋势明显

（一）各国人口老龄化趋势

世界各国正在面临前所未有并且将越发严重的老龄化问题。世界卫生组织 2016 年发布的《关于老龄化与健康的全球报告》显示，世界各地人们的寿命正在延长，有史以来大多数人的期望寿命首次达到 60 岁以上。该报告还指出，世界 60 岁以上老年人的规模占比将从 2000 年的 11%预计增长到 2050 年的 22%，其绝对数量也将从 6.05 亿人增长到 20 亿人；世界上 80 岁以上的老年人将从 2015 年的 1.25 亿人增长到 2050 年的 4.34 亿人，而其中，中国 80 岁以上老年人将有 1.2 亿人，低收入和中等收入国家的老年人将占世界老年人数的 80%。在老龄化空前严重的同时，各国老龄化的速度也在加快，其中巴西、中国和印度 60 岁以上老年人占比从 10%上升至 20%仅用了 20 年，比法国所用的 150 年缩短了 130 年，这意味着老龄化留给发展中国家的时间是非常有限的。[1]

美国社会正在经历一个逐渐老化的过程。美国从 20 世纪 40 年代开始进入老龄化社会。20 世纪 90 年代，美国 65 岁以上老年

---

[1] 世界卫生组织. 关于老龄化与健康的全球报告. https：//www.who. int/ageing/publications/world-report-2015/zh/.

人口占比达到 12.6%，而到了 2017 年，美国 65 岁以上老年人口占比高达 15.4%。① 根据联合国人居署（2012）的预测，到 2030 年，美国 65 岁以上人口占比将达到 25.6%，而到 2050 年，这个数据将达到 27%。② 同时，美国还面临着"婴儿潮"时期出生的 8000 万人进入老龄行列带来的大规模瞬时老龄化挑战，尤其是面临养老金、医疗保险、老龄照护等方面的严峻挑战。美国人口预期寿命逐渐延长，加之美国国民受"丁克"等观念的影响，不主动、不愿意生育的人数逐渐增多，这也会加快美国老龄化的进程。

欧盟发布的人口绿皮书数据表明，人口老龄化问题困扰着几乎所有欧盟国家。根据绿皮书数据预测，欧盟人口总数在 2030 年将达到 4.687 亿，而劳动年龄人口缺口将达到 0.21 亿，3 个人中只有 1 个人处于劳动年龄阶段。对欧盟各国家而言，老龄化和养老问题将成为重点问题。例如，德国 2030 年劳动年龄人口占比将下降至 11.1%。据绿皮书数据预测，欧盟国家 65 岁以上老年人占比将在 2050 年达到 28.1%，这意味着 65 岁以上老年人口占比将达到 1/3。③

当前，日本是世界上老龄化最严重的国家。日本早在 1970 年就进入了联合国界定的老龄化社会。根据 Wind 数据库数据显示，截至 2017 年底，日本 65 岁以上老年人占人口总数的比重已经达到 27.05%④，意味着日本 3 个人中已经有 1 个人是 65 岁以上的老年

① 快易数据. 美国历年老年人（65 岁及以上）占总人口比重. https://www.kuaiyilicai.com/stats/global/yearly_per_country/g_population_65above_perc/usa.html.

② Nations, Department Economic United. World Population Prospects: The 2012 Revision Highlights and Advance Tables. United Nations, Department of Economic and Social Affairs, 2013.

③ Gompel S V. European Commission: Green paper on copyright. Iris Legal Observations of the European Audiovisual Observatory, 2008.

④ 数据来源：Wind 数据库。

人。2017 年，日本 65 岁以上老年人数规模已经达到 3417.6 万，与 1970 年相比增加了 2688.5 万①。根据联合国人居署预测，到 2050 年，日本 60 岁以上的老年人占比将达到40%，65 岁以上老年人占比将达到 33.7%。② 同时，日本也是当前世界上人均寿命最长的国家，根据世界卫生组织发布的《世界卫生统计》（2018）中各国人口预期寿命数据，日本以 84.2 岁位于全球排名第 1 位③，老年人增多和年龄普遍增高使得日本面临更大的医疗和养老等方面的压力。

（二）人口老龄化对社会经济的影响

人口老龄化给社会经济带来的影响是广泛而深远的。一是影响劳动力供给和劳动生产率。人口老龄化加重，将导致劳动力有效供给下降。劳动年龄人口下降，劳动参与率和劳动力供给下降，劳动力价格提高，引起劳动力成本上升，这将对劳动密集型产业产生深远影响。老龄化还会导致劳动生产率下降，随着人口老龄化程度加深，多数情况下老年人不得不延迟退休，但老年人在身体机能、体力和脑力和对新事物新技术的接受能力相对年轻时大幅下降，这显著地影响了劳动生产率。

二是影响投资、储蓄和消费。老龄化将导致老年人数规模增加，国家在养老和医疗卫生等领域的支出会上升，这加重了政府负担。随着养老金的需求增加，企业需要承担养老保险等相应的配套成本。因此，老龄化对政府和企业的投资具有抑制作用。同时，老龄化对储蓄的影响是导致储蓄率下降，对消费的影响是导致消费水

---

① 日本发布老龄人口最新数据，65 岁以上的比例是中国的 2.6 倍. http：//www. sohu. com/a/192930806_611014.

② Nations，Department Economic United . World Population Prospects：The 2012 Revision Highlights and Advance Tables. United Nations，Department of Economic and Social Affairs，2013.

③ 世界卫生组织. 世界卫生统计（2018）. https：//www. who. int/gho/publications/world_health_statistics/zh/.

平和结构发生变化。

三是影响产业发展。人口老龄化使部分产业部门缺少劳动力，并因此衰退，企业需要进一步加大研发投入，提高技术的应用能力，从而推高产品和服务的价格。老龄化也会带来与老年人紧密相关的老龄产业的迅速发展，相关产业部门将顺应老龄化趋势研发和生产老龄用品或提供老龄服务，为社会提供大量的就业岗位。经过积累发展经验，老龄产业的技术革新也可能推动经济出现新增长点。

四是影响医疗和养老服务体系。在人口老龄化日益严重的背景下，老年人在居住、生活和社会参与等方面相比以往都发生巨大改变，新的养老模式和可持续的健康老龄化方案亟需形成。老年群体是疾病特别是慢性病的高发群体，对医疗和护理的需求大。老龄化带来的不仅仅是医疗费用直接增加，还致使护理费用规模不断增大，这增加了医疗系统的负担，对医疗系统的服务能力提出了更高的要求。老年人照护需求的增加一方面导致医疗资源供给不足，另一方面提高了被照护者的成本。老年人因"失能"而需要大量的长期照护，如果长期照护由医院提供并且由医疗保险支付的话，可能会导致医疗保险负担过重。

二、中国人口老龄化形势严峻

(一) 中国人口老龄化正在加速

根据《中国统计年鉴》数据，我国 2000 年 60 岁以上人口占比超过 10%，65 岁以上人口占比超过 7%，已经正式进入老龄化社会。根据统计数据，中国社会老龄化的结果主要是婴儿出生率和婴儿死亡率同时下降以及预期寿命增加导致的。婴儿出生率从 2000 年的 14.03‰下降到 2015 的 12.07‰，婴儿死亡率从 2000 年的 32.2‰下降到 2015 年的 8.1‰；预期寿命从 2000 年的 71.4 岁增加至 2015 年的 76.3 岁；65 岁以上的老年人占比从 2000 年的 7.0%上

升到 2015 年的 10.5%。① 中国 1981—2015 年的平均预期寿命如表
1-1 所示。

表 1-1　　　　　　中国 1981—2015 年的平均预期寿命　　　单位：岁

年份	合计	男	女
1981	67. 77	66. 28	69. 27
1990	68. 55	66. 84	70. 47
1996	70. 80	—	—
2000	71. 40	69. 63	73. 33
2005	72. 95	70. 83	75. 25
2010	74. 83	72. 38	77. 37
2015	76. 34	73. 64	79. 43

数据来源：根据《中国统计年鉴（2017）》整理。

中国人口老龄化速度之快、规模之大前所未有。表 1-2 所示
为 2000 年以来各年龄组人口和抚养比情况，从表可知我国老龄
化趋势正在加剧。根据《老龄化蓝皮书：中国城乡老年人生活状
况调查报告（2018）》数据，中国 2017 年 60 岁以上老年人规模
已经高达 2.41 亿，占总人口的 17.3%。② 根据世界卫生组织
2016 年发布的《中国老龄化与健康国家评估报告》预测，到
2040 年，中国 60 岁以上的老年人规模将达到 4.02 亿，到 2050
年这个数据将达到 4.8 亿，成为全球具有最大高龄老年人规模的
国家，届时 80 岁及以上的老年人口将超过 1 亿，需要照料的老
年人将达到 4000 万人。③

---

① 中华人民共和国国家统计局. 中国统计年鉴. 北京：中国统计出版
社，2017.
② 党俊武. 老龄化蓝皮书：中国城乡老年人生活状况调查报告. 北京：
社会科学文献出版社，2018.
③ 世界卫生组织. 中国老龄化与健康国家评估报告. https：//
www. who. int/ageing/publications/china-country-assessment/zh/.

表 1-2　　　中国 2000 年以来的人口年龄结构和抚养比

单位：万人，%

年份	总人口（年末）	各年龄组人口						总抚养比	少儿抚养比	老年抚养比
		0~14 岁		15~64 岁		65 岁及以上				
		人口	比重	人口	比重	人口	比重			
2000	126743	29011	22.9	88910	70.1	8821	7.0	42.6	32.6	9.9
2001	127627	28716	22.5	89849	70.4	9062	7.1	42.0	32.0	10.1
2002	128453	28774	22.4	90302	70.3	9377	7.3	42.2	31.9	10.4
2003	129227	28559	22.1	90976	70.4	9692	7.5	42.0	31.4	10.7
2004	129988	27947	21.5	92184	70.9	9857	7.6	41.0	30.3	10.7
2005	130756	26504	20.3	94197	72.0	10055	7.7	38.8	28.1	10.7
2006	131448	25961	19.8	95068	72.3	10419	7.9	38.3	27.3	11.0
2007	132129	25660	19.4	95833	72.5	10636	8.1	37.9	26.8	11.1
2008	132802	25166	19.0	96680	72.7	10956	8.3	37.4	26.0	11.3
2009	133450	24659	18.5	97484	73.0	11307	8.5	36.9	25.3	11.6
2010	134091	22259	16.6	99938	74.5	11894	8.9	34.2	22.3	11.9
2011	134735	22164	16.5	100283	74.4	12288	9.1	34.4	22.1	12.3
2012	135404	22287	16.5	100403	74.1	12714	9.4	34.9	22.2	12.7
2013	136072	22329	16.4	100582	73.9	13161	9.7	35.3	22.2	13.1
2014	136782	22558	16.5	100469	73.4	13755	10.1	36.2	22.5	13.7
2015	137462	22715	16.5	100361	73.0	14386	10.5	37.0	22.6	14.3
2016	138271	23008	16.7	100260	72.5	15003	10.8	37.9	22.9	15.0

数据来源：根据《中国统计年鉴（2017）》整理。

（二）中国人口老龄化的伴随性特征

1. 未富先老与未备先老形势严峻

中国面临"未富先老"和"未备先老"双重挑战。根据联合国对老龄化的界定，当 65 岁及以上老龄人口占总人口的比例从 7% 上升到 14%，就标志着从"老龄化社会"过渡到了"老龄社会"。

完成老龄化这一过程，法国用了 100 多年，而巴西、中国、日本、智利等国只需用 25 年。据联合国人居署预测，到 2050 年，中国 80 岁以上高龄老人将占 65 岁及以上老年人口的三成，劳动力人口与老年人口比将由 2000 年的 10：1 下降到 2.8：1。① 发达国家经济发展与老龄化同步，进入老龄社会时人均 GDP 一般在 5000 美元到 10000 美元以上，而中国是在尚未实现现代化、经济还不发达的情况下提前进入老龄社会，即 "未富先老"，而养老服务体系滞后于养老服务需求，可谓 "未备先老"。

2. 空巢加剧与城乡倒置问题严重

中国老龄化还存在 "城乡倒挂" 现象。60 岁及以上老年人多数生活在农村地区而不是城市。世界卫生组织 2016 年发布的《中国老龄化与健康国家评估报告》指出，多数大城市（北京、成都、重庆、广州、上海、深圳、天津和武汉）60 岁以上的老年人口仅占 10%；人口的城乡流动造成了农村地区人口迅速老龄化：到 2030 年，中国农村和城市 60 岁及以上人口的比例将分别达到 21.8% 和 14.8%。② 造成中国老龄化城乡倒置的原因有两个主要方面：一方面是 20 世纪 70 年代，受 "少生优生，晚婚晚育" 的计划生育政策的影响，城镇生育率较农村生育率低；另一方面，农村大量年轻劳动力往一线二线城市迁移流动，导致农村老年人口比例提高，尤其空巢老人和独居老人的比例增加，农村老龄化越来越严重。

3. 病苦老龄化与健康老龄化冲突难调

高龄老人、失能老人是老龄化问题的要害。老年人尤其是高龄老年人是疾病高发群体，这是健康老龄化面临的挑战。Gruber 和 Madrian（2002）指出，与 35~44 岁的人相比，55~64 岁的人自报

① Nations, Department Economic United. World Population Prospects: The 2012 Revision Highlights and Advance Tables. United Nations, Department of Economic and Social Affairs, 2013.

② 世界卫生组织 . 中国老龄化与健康国家评估报告 . https://www. who. int/ageing/publications/china-country-assessment/zh/.

健康不好的频率要高 3 倍、心脏病突发的可能性要高 6 倍。① 2017年，中国老年人中，1.5 亿老年人患慢性病，1/3 同时患有心理疾病，近 4000 万老人处于失能半失能状态，但仅有 0.1% 的老年人能享受到健康服务。② 还有研究调查发现，老年人出现完全失能的平均年龄是 79 岁，完全失能老人从生活完全不能自理到去世的平均时间是 44 个月，在 6 个月内去世的占 25.85%，在 12 个月内去世的占 57.18%，在 24 个月内去世的占 77%。③ 全国老龄工作委员会（2015）"第四次中国城乡老年人生活状况调查"结果显示，中国失能老人约为 4063 万人，占老年人口的 18.3%。④ 失能老人比例高悬导致了长期照护面临巨大压力。在社会经济条件的限制下，调节病苦老龄化与健康老龄化之间的冲突任重而道远。

三、中国老年人健康不平等问题突出

老年人健康不平等是世界性问题，Van, et al.（1997）对经济合作与发展组织中 9 个国家的健康不平等进行研究发现这些国家均存在健康不平等。⑤ 世界卫生组织 2016 年发布的《关于老龄化与健康的报告》也显示，世界不同国家尤其是发展中国家均存在健康不平等问题。而对于中国，多项研究表明，老年人群体中的确存在健康不平等现象。杜本峰和王旋（2013）基于 CLHLS 数据研究发现 1998—2008 年老年人健康水平逐步提高，但健康不平等现象

---

① Gruber, Madrian B C. Health Insurance, Labor Supply, and Job Mobility：A Critical Review of the Literature. Social Science Electronic Publishing, 2002.

② 穆光宗. 不分年龄、人人健康：增龄视角下的健康老龄化. 人口与发展，2018（1）.

③ 唐钧，冯凌. 完全失能老人长期照护保险研究. 江苏社会科学，2015（3）.

④ 李军，王丽民. 我国老年人的收入状况——基于第四次中国城乡老年人生活状况抽样调查数据的分析. 老龄科学研究，2018（6）.

⑤ Van D E, et al. Income-related inequalities in health：some international comparisons. Journal of Health Economics, 1997（1）：93.

却越发严重，农村健康不平等更明显。[1] 李建新和李春华（2014）利用 CLHLS（2011）数据经多维比较发现，农村老年人在生理健康上表现更优，而在心理健康上的表现则不如城镇老年人。[2] 薛新东（2015）基于 CHNS 数据研究发现，老年人健康不平等在1993—2006 年间呈现先上升后下降的趋势，老年人健康不平等主要集中在城市、女性、教育程度较低和收入水平较低的老年人群体中。[3] 陈东和张郁扬（2015）的研究结论也表明，中老年群体存在亲富性健康不平等，且亲富程度正在加剧，同时发现女性和沿海农村地区人群的健康不平等程度相对较高。[4] 马超、顾海和宋泽（2017）的研究结果显示：1997—2000 年和 2004—2006 年，机会不平等与实际城乡医疗服务利用差距的比值分别为 1.167 和1.744，表明直接观测的统计结果将会低估城乡的实质不公平。[5]鲁万波、于翠婷和高宇璇（2018）的研究表明中老年人整体健康水平存在明显的城镇与农村差异、沿海与内陆差异，且差异程度随着分位点的增加而增大。[6] 从人口预期寿命的地域分布情况看，可以从寿命维度观察到中国的健康区域差异和不平等现象的存在。例如，通过 2010 年预期寿命分布发现西藏与上海相比相差12.09 岁，这已经显示出了健康的地区差距是非常明显的。中国人口预期寿命分布情况具体如表 1-3 所示。

---

[1] 杜本峰，王旋．老年人健康不平等的演化、区域差异与影响因素分析．人口研究，2013（5）.

[2] 李建新，李春华．城乡老年人口健康差异研究．人口学刊，2014（5）.

[3] 薛新东．中国老年人健康不平等的演变趋势及其成因．人口与发展，2015（2）.

[4] 陈东，张郁扬．与收入相关的健康不平等的动态变化与分解——以我国中老年群体为例．金融研究，2015（12）.

[5] 马超，顾海，宋泽．补偿原则下的城乡医疗服务利用机会不平等．经济学（季刊），2017（4）.

[6] 鲁万波，于翠婷，高宇璇．中老年人健康机会不平等的城乡分解．财经科学，2018（3）.

表 1-3   1990—2010 年中国人口预期寿命   单位：岁

	1990 年预期寿命			2000 年预期寿命			2010 年预期寿命		
	合计	男	女	合计	男	女	合计	男	女
总计	68.55	66.84	70.47	71.40	69.63	73.33	74.83	72.38	77.37
北京	72.86	71.07	74.93	76.10	74.33	78.01	80.18	78.28	82.21
天津	72.32	71.03	73.73	74.91	73.31	76.63	78.89	77.42	80.48
河北	70.35	68.47	72.53	72.54	70.68	74.57	74.97	72.70	77.47
山西	68.97	67.33	70.93	71.65	69.96	73.57	74.92	72.87	77.28
内蒙古	65.68	64.47	67.22	69.87	68.29	71.79	74.44	72.04	77.27
辽宁	70.22	68.72	71.94	73.34	71.51	75.36	76.38	74.12	78.86
吉林	67.95	66.65	69.49	73.10	71.38	75.04	76.18	74.12	78.44
黑龙江	66.97	65.50	68.73	72.37	70.39	74.66	75.98	73.52	78.81
上海	74.90	72.77	77.02	78.14	76.22	80.04	80.26	78.20	82.44
江苏	71.37	69.26	73.57	73.91	71.69	76.23	76.63	74.60	78.81
浙江	71.38	69.66	74.24	74.70	72.50	77.21	77.73	75.58	80.21
安徽	69.48	67.75	71.36	71.85	70.18	73.59	75.08	72.65	77.84
福建	68.57	66.49	70.93	72.55	70.30	75.07	75.76	73.27	78.64
江西	66.11	64.87	67.49	68.95	68.37	69.32	74.33	71.94	77.06
山东	70.57	68.64	72.67	73.92	71.70	76.26	76.46	74.05	79.06
河南	70.15	67.96	72.55	71.54	69.67	73.41	74.57	71.84	77.59
湖北	67.25	65.51	69.23	71.08	69.31	73.02	74.87	72.68	77.35
湖南	66.93	65.41	68.70	70.66	69.05	72.47	74.70	72.28	77.48
广东	72.52	69.71	75.43	73.27	70.79	75.93	76.49	74.00	79.37
广西	68.72	67.17	70.34	71.29	69.07	73.75	75.11	71.77	79.05
海南	70.01	66.93	73.28	72.92	70.66	75.26	76.30	73.20	80.01
重庆	66.33	65.06	67.70	71.73	69.84	73.89	75.70	73.16	78.60
四川	66.33	65.06	67.70	71.20	69.25	73.39	74.75	72.25	77.59

续表

	1990 年预期寿命			2000 年预期寿命			2010 年预期寿命		
	合计	男	女	合计	男	女	合计	男	女
贵州	64.29	63.04	65.63	65.96	64.54	67.57	71.10	68.43	74.11
云南	63.49	62.08	64.98	65.49	64.24	66.89	69.54	67.06	72.43
西藏	59.64	57.64	61.57	64.37	62.52	66.15	68.17	66.33	70.07
陕西	67.40	66.23	68.79	70.07	68.92	71.30	74.68	72.84	76.74
甘肃	67.24	66.35	68.25	67.47	66.77	68.26	72.23	70.60	74.06
青海	60.57	59.29	61.96	66.03	64.55	67.70	69.96	68.11	72.07
宁夏	66.94	65.95	68.05	70.17	68.71	71.84	73.38	71.31	75.71
新疆	63.59	61.95	63.26	67.41	65.98	69.14	72.35	70.30	74.86

数据来源：1990 年、2000 年、2010 年人口普查报告和《中国卫生和计划生育统计年鉴（2015）》。

　　《老龄蓝皮书：中国城乡老年人生活状况调查报告（2018）》显示，目前，我国老年人口寿命质量并不乐观。约三成老年人健康状况较好，其中，城镇、男性、低龄、文化程度较高、有配偶、非独居的老年人健康状况相对更好；在患病状况方面，老年人慢性病患病比例较高，近七成老年人存在听力障碍；在日常保健行为方面，超过一半的老年人参加了体检且从不吸烟、喝酒和服用保健品，但是几乎一半的老年人也从不锻炼、且睡眠质量不高；在医疗保障方面，近乎全部老年人均享受社会医疗保险，但是，老年人购买商业健康保险的比例却较低。老年人更倾向于去基层医疗机构就医，但面临收费高、排队久等问题。

　　健康不平等问题需要继续解决。卫生经济学家穆尼（Mooney，1986）倡导将健康平等目标放在其他目标之前考虑，甚至在效率与公平中取舍时也应如此。① 健康公平是全民医保的理论基础，也

---

　　① Spoor C G, Mooney, Maynard A. Teaching health economics. British Medical Journal, 1986 (292)：785.

是医疗保障制度改革追求的目标（刘晓婷，黄洪，2015）。① 消除
健康不平等是卫生系统的根本目标。② 世界卫生组织 2016 年发布
的《关于老龄化与健康的全球报告》指出，各国政策不仅要改善
富裕或普通老年人口的健康状况，而且还要特别为底层人员提供
帮助，缩小老年个体间整体健康差距，减小健康不平等程度。③
然而，在当今经济社会处于转型期的中国，因病致贫和因贫致病
等现象难免时有发生。这种健康不平等具有代际传递性，健康是
所有行为能力的基础，缺乏健康会造成能力的缺失，因此，健康
不平等在一定程度上比收入差距更能够反映社会差距。正如阿玛
蒂亚·森（2002）所指出的那样，作为能力的重要组成部分，健
康出现不平等很可能导致能力贫困和相对剥夺，因此健康不平等
值得关注。④

第二节　消减老年人健康不平等的重要意义

一、利于"健康中国"战略的推进

首先，消减老年人健康不平等是实现全群体、全生命周期健康
的基础。随着老年人口数量逐渐增加和老年人口比例逐渐提高，老
年人将成为"健康中国"战略关注的重要群体。缓解老年人群体
的健康不平等问题有助于实现全民健康。通过促进老年人健康平
等，让人们的健康预期寿命延长，有助于实现健康老龄化。在晚年
阶段，让每个生命都能有尊严地谢幕，有助于构建完善的重症老人
临终关怀体系。在各生命周期阶段均实现健康平等，弱化健康问题

---

① 刘晓婷，黄洪. 医疗保障制度改革与老年群体的健康公平——基于
浙江的研究. 社会学研究，2015（4）.
② 世界卫生组织. 关于老龄化与健康的全球报告. 原文表述为
"intrinsic goal of health system"。
③ 世界卫生组织. 关于老龄化与健康的全球报告. https：//www.
who. int/ageing/publications/world-report-2015/zh/.
④ Sen A. Why Health Equity? Health Economics，2002（8）：659.

积累导致的不平等，有助于构建满足全生命周期需求的健康服务体系。

其次，消减老年人健康不平等有益于构建整合型医疗卫生服务体系。提高医疗卫生服务质量水平，利于推动健康从粗放型发展向高质量发展转变，利于构建体系完整、分工明确、功能互补、合作密切、运行高效的医疗卫生服务体系。在消减老年人健康不平等过程中，需要发展长期照护体系，这有利于构建康复、老年病、长期护理、慢性病管理和安宁疗护等连续性医疗卫生服务体系。同时，信息的互联互通促进分级诊疗和双向转诊，有利于促进基本公共服务均等化。维护基本医疗卫生服务的公益性，缩小城乡、地区之间居民基本健康服务和健康水平的差异，利于实现全民健康覆盖，促进社会公平。提高低收入人口的健康服务的覆盖率，利于促进不同层级医院之间的资源共享，实现优质医疗服务资源的均衡配置。

最后，消除老年人健康不平等还有利于构建完善的全民健康制度。形成激励机制有助于健康守门人制度的构建。发展以基本医疗保障为主体，以其他多种保险形式为补充的多层次医疗保障体系，利于增强医疗卫生筹资的可持续性。合理确定各方付费比例，统筹城乡医疗保险，积极发展商业健康保险，有助于形成完善的全民医保体系。完善和创新按人头付费和按项目付费等方式，利于构建合理的医保管理服务体系。鼓励社会资本进入非营利医疗体系，促进公私合作，实施老年重点人群健康干预计划，加强非医疗健康干预，有助于形成多元化办医格局。保障基本药物和常见病药物的供给，有益于完善药品、医疗器械流通和使用的管理制度。

二、有助于实现经济新增长

消减老年人健康不平等有助于实现经济新增长。主要体现在两方面：一是投资获取重要人力资本，形成第二次人口红利。世界卫生组织在2016年发布的《关于老龄化与健康的报告》指出，用于老年人的公共卫生支出应当被视作一种投资，且这种投资能够降低家庭和社会的照护成本，并为老年人参与到照护服务中作出贡献创造条件。① 老年人也是社会经济发展的一股重要力量，他们不仅仅是受照顾者，也是照护服务的参与者。提高低收入老年人的健康水平和生活质量，解放家庭劳动生产力，盘活人力资本，减轻经济负担，有助于提高家庭收入和促进经济发展。国际经验表明，健康保障制度的建设能够促进健康人力资本积累。提升人力资本使用效率，是实现可持续发展的重要基础。《老龄化蓝皮书：中国城乡老年人生活状况调查报告（2018）》显示，健康老龄化和积极老龄化措施的实现会使健康、有活力的老年人数量及其比例相应增加，有利于形成第二次人口红利。② 世界卫生组织指出，如果我们能够确保老年人不仅长寿，而且健康，如果我们能够确保不仅在晚年，而且在中年时期就开始延长生命，那么，社会则更容易获得可观的"长寿红利"。

二是有助于新技术、新产品研发，形成新业态，推动大健康产业的蓬勃发展。《老龄化蓝皮书：中国城乡老年人生活状况调查报告（2018）》指出，健康老龄化和积极老龄化将促进经济发展方式转变和产业结构优化，人口老龄化使老年人口消费率上升，倒逼经济增长方式从投资和出口依赖型向拉动内需型转变。消减老年人健康不平等，有助于实现健康老龄化，从而引导生物医药、医疗器械新技术、体育文化、康养康复、互联网+康养旅游、健康咨询、体检服务、健康管理、健康金融、健康保险与支付服务等产业的蓬勃发展。长期照护将带来就业岗位的增加，老年健康产业促进养老产品、保险产品和其他医养产品丰富多样化。消减老年人健康不平等还有助于形成具有中国特色的康复服务体系，在中西医并重、中药西药相互补充的基础上，发展中医药产业，发挥中医药在老年人健康维护和管理方面的作用，强化中医非药物疗法在常

---

① 世界卫生组织. 关于老龄化与健康的全球报告. https：//www. who. int/ageing/publications/world-report-2015/zh/.

② 党俊武. 老龄化蓝皮书：中国城乡老年人生活状况调查报告. 北京：社会科学文献出版社，2018.

见病、多发病和慢性病防治中的独特优势，促进中医特色的康复服务业发展。

第三节　研究现状述评

一、研究现状

自从 20 世纪 60 年代以来，国内外学者围绕健康不平等问题进行了大量研究。早期较为系统地对健康不平等作出阐述的是 1980 年发布的《布莱克报告》（The Black Report），该报告发布后，诸多研究者发现健康不平等状况不但没有收到医疗技术的进步所带来的普惠效果，反而日渐扩大。① 国内外学者就健康不平等及其测度、健康不平等的影响因素分解等方面展开了丰富的研究。目前，关于健康不平等较为完整的理论体系已经形成。《健康不平等：理论、概念和方法介绍》《使用家庭调查数据分析卫生公平：技术及其实施指南》等成果为健康不平等问题的研究提供了基础的理论工具和实现技术。

当前，健康不平等的研究成果已经初步形成了"童年—成人—老年人"全年龄段的谱系。随着全球人口老龄化问题日趋严重，老年人健康不平等问题逐渐成为学界研究的一个热点和重点。关于老年人健康不平等议题的研究，社会学和经济学领域的学者将关注点集中到了与社会经济地位相关的健康不平等上，重点分析了老年人健康不平等的影响因素，并尝试探索这些因素的作用机制。

性别、年龄和婚姻状况等人口学特征是老年人健康不平等问题研究需要考虑的基本因素。对此，国内外学者基本达成了共识。在老年人健康不平等问题研究中，性别、年龄和婚姻状况等人口学特征除了作为控制变量外，还可以作为研究视角。例如分析老年人健

---

① Vayda E. Inequalities in Health: The Black Report. Journal of Public Health Policy, 1984（4）: 573.

康的性别不平等、低龄老年人和高龄老年人之间的健康不平等，还可以研究婚姻状况差异对老年人健康不平等的影响。崔斌和李卫平（2009）分析认为，中国女性人口卫生服务需求高于男性，但女性卫生服务利用受到一定程度的抑制，这在经济欠发达地区更为明显。① 顾和军和刘云平（2011）研究认为，婚姻状况、居住安排等因素对健康不平等具有重要贡献，其中婚姻状况贡献为负，说明婚姻对健康有保护作用，有利于弱化健康不平等。② Park，et al.（2012）研究发现，虽然年龄与健康是负相关的，但随着年龄增长，老年人健康水平下降的空间越来越小，因此年龄对老年人健康的边际效用是递减的。③ 焦开山（2014）研究认为，随着年龄的增加，不同社会经济地位群体在身体功能状况上的差异不断扩张。④ 薛新东（2015）分析了社会信任对城乡不同性别中老年人健康的影响，发现社会信任对男性中老年人带来的健康收益大于对女性中老年人带来的健康收益，对城市中老年人带来的健康收益大于对农村中老年人带来的健康收益。⑤ 王存同和臧鹏运（2016）研究发现退休事件对健康的影响存在着性别差异，相对于女性，退休对男性健康的负向影响更大。⑥ 李婷（2017）研究认为出生队列在中国老年人的生理健康上存在显著的分化作用。⑦ 陈秋霖、胡钰曦和傅虹桥（2017）发现群体性失业不仅对健康产生短期的负面影响，分

---

① 崔斌，李卫平．健康性别不平等与政府卫生预算的社会性别分析．人口与发展，2009（1）．

② 顾和军，刘云平．与收入相关的老人健康不平等及其分解——基于中国城镇和农村的经验研究．南方人口，2011（4）．

③ Park E J, et al . Poor health in the Korean older population: Age effect or adverse socioeconomic position. Archives of Gerontology and Geriatrics, 2012 (3): 599.

④ 焦开山．健康不平等影响因素研究．社会学研究，2014（5）．

⑤ 薛新东．社会资本与国民健康政策．财政研究，2015（11）．

⑥ 王存同，臧鹏运．退休影响健康吗？——一种社会学实证研究的视角．人口与发展，2016（1）．

⑦ 李婷．中国老年人生理年龄的测量．人口研究，2017（6）．

性别看，对男性显著，对女性不显著。①

收入和收入差距是影响老年人健康不平等最主要的因素。收入差距对健康不平等的影响已经在多项研究中得到证实。实际上，健康不平等问题是收入差距基础上衍生出来的。在健康和收入二者之间的关系问题上，虽然学者们对二者之间的因果关系还存在争论，但学者们普遍认为健康和收入之间存在着很强的正相关性。② Wagstaff, et al.（2001）指出健康很大程度上取决于人均收入。③ Wildman（2003）提出了一个框架，分析收入分配对个人健康和健康不平等的影响，将个人健康建模为收入和收入分配的函数。结果表明，收入不平等的影响可以产生非凹的健康生产函数，从而形成非凹健康生产可能性边界。这对英国消减健康不平等政策制定产生了影响。④ Safaei（2007）利用加拿大国家人口健康调查的公共使用微数据文件（PUMF）的汇总数据，估计了加拿大 10 个省与收入相关的健康不平等。研究结果显示，当健康状况用自我评估或健康效用指数衡量时，样本地区均存在有利于高收入人群的健康不平等。⑤

随着研究的不断深入，收入和收入差距对健康不平等产生影响的复杂机制逐渐被学界观察到。杜雯雯和曹乾（2009）研究发现，健康状况随着个人收入的增加而改善，但不呈现明显的非线性关系；当收入不变时，收入差距与健康之间呈现倒"U"形，收入差

---

① 陈秋霖，胡钰曦，傅虹桥. 群体性失业对健康的短期与长期影响——来自中国 20 世纪 90 年代末下岗潮的证据. 中国人口科学，2017（5）.

② Marmot M. Social determinants of health inequalities. Slovenian Journal of Public Health，2012（1）：1.

③ Wagstaff A，et al. On decomposing the causes of health sector inequalities with an application to malnutrition inequalities in Vietnam. Journal of Econometrics，2001（1）：207.

④ Wildman. Modelling health，income and income inequality：the impact of income inequality on health and health inequality. Journal of Health Economics，2003（4）：521.

⑤ Safaei. Income and health inequality across Canadian provinces. Health and Place，2007（3）：629.

距较小时，收入差距对健康产生有利的影响。① 解垩（2009）研究
发现，中国存在亲富性健康不平等和医疗服务利用不平等，高收入
人群的健康状况更好并使用了更多的医疗服务，收入因素对医疗服
务利用不平等的贡献在 0.13～0.20 之间。② 黄潇（2012）的研究
结果显示，城市和农村都存在着亲富人的健康不平等且累积效应不
断深化，初始收入不平等是健康不平等加剧的重要原因；居民平均
健康水平有所降低，穷人的健康变动度大于富人，农村的健康不平
等大于城市；农村收入不平等扩大带来了健康不平等上升，而城市
相关医疗卫生服务水平的提高，使收入不平等扩大对健康不平等的
负效应有所减弱。③ Baeten, et al.（2013）研究认为，中国的健康
差距与收入不平等的加剧有关，尤其是与男性老年人的不良健康和
较低收入有关，但与过去几十年平均收入的增长率无关。Baeten,
et al.（2013）研究了中国与收入相关的健康不平等现象，发现女
性老年人之间（尤其是农村地区样本）的不平等现象更为严重，同
时发现在发达地区，收入不平等对健康不平等的影响小于其他地区。④

近年来，学界对收入因素影响健康不平等问题的认识开拓了新
的研究视角。周广肃、樊纲和申广军（2014）研究发现收入差距
的扩大对居民健康水平有显著的负向作用。⑤ 祁毓和卢洪友
（2015）指出，即便在相同环境下，高收入群体和低收入群体依然
会因风险抵御能力不同而出现健康不平等现象。⑥ 陈东和张郁扬

① 杜雯雯，曹乾. 贫困、收入差距与城镇居民健康. 人口与经济，
2009（4）.

② 解垩. 与收入相关的健康及医疗服务利用不平等研究. 经济研究，
2009（2）.

③ 黄潇. 与收入相关的健康不平等扩大了吗. 统计研究，2012（6）.

④ Baeten S, et al. Rising inequalities in income and health in China: Who is
left behind? Journal of Health Economics, 2013（6）: 1214.

⑤ 周广肃，樊纲，申广军. 收入差距、社会资本与健康水平——基于
中国家庭追踪调查（CFPS）的实证分析. 管理世界，2014（7）.

⑥ 祁毓，卢洪友. 污染、健康与不平等——跨越"环境健康贫困"陷
阱. 管理世界，2015（9）.

（2015）研究表明，健康不平等问题的加剧主要源于收入增长效应和收入分布效应，收入流动效应可在一定程度上缓解健康不平等程度，人群老化效应的缓解作用则相当微弱；与农村的负向效应不同，城市人群的收入增长效应和收入流动效应均在不同程度上加剧了健康的亲富性不平等。① 阮航清和陈功（2017）的研究结果显示，当前中国老年人健康不平等的集中指数为-7.09%，其中，收入对健康不平等的贡献率为 25.4%。② 马超、顾海和宋泽（2017）研究发现医疗的城乡歧视和城乡收入差距是造成机会不平等的重要原因。③ 任国强、黄云和周云波（2017）研究发现个体收入剥夺会导致较差的自评健康和心理健康，其他控制变量对城镇居民自评健康和心理健康也有一定程度的影响。④

教育与职业对老年人健康不平等具有较为复杂的影响作用。温珂拜（Winkleby, et al., 1992）研究指出，接受过高等教育的人群往往能更好地获得卫生资源，这意味着教育可以提高健康水平，减少健康不平等。教育水平对老年人群体有重要的积极影响，受教育程度较高的老年人教育具有较强的健康意识，更注重培养日常生活中健康生活习惯和保健知识的积累，这些行为有利于改善老年人的健康状态。⑤ Koivusilta, et al.（2006）通过使用芬兰的微观调查数据来检验成人健康与生活方式之间的关系，发现教育对减少

① 陈东，张郁扬. 与收入相关的健康不平等的动态变化与分解——以我国中老年群体为例. 金融研究，2015（12）.
② 阮航清，陈功. 中国老年人与收入相关的健康不平等及其分解——以北京市为例. 人口与经济，2017（5）.
③ 马超，顾海，宋泽. 补偿原则下的城乡医疗服务利用机会不平等. 经济学（季刊），2017（4）.
④ 任国强，黄云，周云波. 个体收入剥夺如何影响城镇居民的健康？——基于 CFPS 城镇面板数据的实证研究. 经济科学，2017（4）.
⑤ Winkleby M A, et al. Socioeconomic status and health：How education, income, and occupation contribute to risk factors for cardiovascular disease. American Journal of Public Health，1992（6）：816.

健康不平等具有重要影响。[1] Cutler 和 Lieras-Muney（2006）研究指出，教育对健康行为的选择有影响，从而影响健康结果。[2] Jagger, et al.（2007）发现，受教育程度低的群体比受教育程度高的群体预期寿命更短。[3] 但和红和陈超（2009）通过对中国老年人的群体的研究则发现，中年高知组慢性病患病率为 52.4%，高于普通人群组的 45.3%。[4] Silles（2009）研究认为教育可以通过提高收入水平间接促进积极的健康结果。[5] 解垩（2009）研究发现教育程度越高并不一定会促进健康，高教育程度的人往往具有较大的心理压力，心理健康可能受到影响。[6] Conti G, et al.（2010）研究指出，教育对低收入人群的健康促进作用强于其对高收入人群的健康促进作用，即教育对健康的促进作用从低收入群体到高收入群体呈边际效用递减特征。[7]

教育对老年人健康不平等影响的复杂机制逐渐被学术界用数据实证的方法所解释。吴燕和徐勇（2011）对苏州老人进行了意向调查，发现受教育程度高的老年群体无残障预期寿命占预期寿命比

① Koivusilta L K, et al. Health inequality in adolescence. Does stratification occur by familial social background, family affluence, or personal social position? . Bmc Public Health, 2006 (1): 110.

② Cutler D M, Lleras-Muney A. Education and Health: Evaluating Theories and Evidence. Working Paper Series (NBER), 2006 (1): 129.

③ Jagger C, et al. Educational differences in the dynamics of disability incidence, recovery and mortality: Findings from the MRC Cognitive Function and Ageing Study (MRC CFAS). International Journal of Epidemiology, 2007 (2): 358.

④ 和红, 陈超. 中年高级知识分子体质指数与健康状况研究. 人口研究, 2009 (4).

⑤ Silles, Mary A. The causal effect of education on health: Evidence from the United Kingdom. Economics of Education Review, 2009 (1): 122.

⑥ 解垩. 与收入相关的健康及医疗服务利用不平等研究. 经济研究, 2009 (2).

⑦ Conti G, et al. The Education-Health Gradient. Am Econ Rev, 2010 (2): 234.

重远高于受教育程度低的老年群体。① 毛毅和冯根福（2011）实证发现受教育程度通过中介和调节影响两方面共同作用于健康状况，且调节影响优于中介影响。② 黄洁萍和尹秋菊（2013）研究发现，教育与职业是影响生活方式和健康最重要的因素。③ 程令国、张晔和沈可（2015）研究发现教育显著提高了中国老年人的健康水平和存活率。他们的研究还发现，教育带来的健康投入效率的提高比预算约束的放松所起的作用更大，因此可以通过健康行为的干预来增进人们的健康。④ 阮航清和陈功（2017）的研究结果显示，我国老年人健康不平等的集中指数为-7.09%，其中，教育对健康不平等的贡献率为16.0%。⑤ 李成福、王海涛和王勇等（2017）研究认为，未上过学的老年人预期寿命低于小学以上老年人，未上过学的老年人健康预期寿命和健康预期寿命占比均低于小学以上老年人，说明教育水平对老年人预期寿命和健康预期起着影响作用。⑥ 郑莉和曾旭辉（2018）的研究显示，对于50年代及以后出生的队列，教育的健康回报随年龄增长而积累；教育的健康回报存在性别的时间差异，女性受到教育对健康的作用时间更晚。⑦ 王洪亮和朱星姝（2018）研究认为收入水平、受教育程度和睡眠时长的增加有利于健康状况的改善，其中受教育程度对健康差异的影响呈非线

① 吴燕，徐勇．不同社会经济地位老年人健康期望寿命研究．中国卫生事业管理，2011（8）.

② 毛毅，冯根福．教育对健康的影响效应及传导机制研究．人口与经济，2011（3）.

③ 黄洁萍，尹秋菊．社会经济地位对人口健康的影响——以生活方式为中介机制．人口与经济，2013（3）.

④ 程令国，张晔，沈可．教育如何影响了人们的健康？——来自中国老年人的证据．经济学（季刊），2015（1）.

⑤ 阮航清，陈功．中国老年人与收入相关的健康不平等及其分解——以北京市为例．人口与经济，2017（5）.

⑥ 李成福，王海涛，王勇等．教育对中国老年人健康预期寿命影响的多状态研究．人口与发展，2017（3）.

⑦ 郑莉，曾旭晖．教育的健康回报及其队列差异——基于成长曲线模型的分析．人口与经济，2018（1）.

性特征。①

关于城乡因素、迁移与社会流动对老年人健康不平等的研究逐渐丰富。West（1991）认为社会经济阶层流动与身体健康、心理健康水平之间存在双向因果关系。② 周广肃、樊纲和申广军（2014）研究发现社会资本对居民健康水平有显著正向影响，并且减轻了收入差距对健康的负面影响，这在农村地区尤为明显。③ 宋月萍（2014）对留守老人健康状况和外出子女所提供经济支持与精神赡养的关系进行了分析，发现子女提供的经济支持对留守老人健康状况的影响并不明显，但留守老人对于来自子女的精神支持的反应却十分敏感。④ 连玉君、黎文素和黄必红（2015）则发现，子女外出务工使得父母自评健康和生活满意度均下降。⑤ 温兴祥、肖书康、温雪（2016）的研究显示，有子女外出的家庭，中老年父母的主观健康状况较差，其客观健康也受到不利影响，患关节炎、胃病和肺病的可能性更大；基于收入考量的子女外出确实增加了对父母的经济支持力度，但同时也增加了父母从事隔代照护的可能性，这些负担的增加使子女外出对父母健康产生不利影响。⑥ 刘畅、易福金和徐志刚（2017）研究发现农村子女外出务工对父母身心健康产生影响的渠道主要有两个：一是子女照护减少，健康状

---

① 王洪亮，朱星姝．中老年人口健康差异的影响因素分析．中国人口科学，2018（3）．

② West. Rethinking the Health Selection Explanation for Health Inequalities. Social Science & Medicine，1991（4）：373.

③ 周广肃，樊纲，申广军．收入差距、社会资本与健康水平——基于中国家庭追踪调查（CFPS）的实证分析．管理世界，2014（7）．

④ 宋月萍．精神赡养还是经济支持：外出务工子女养老行为对农村留守老人健康影响探析．人口与发展，2014（4）．

⑤ 连玉君，黎文素，黄必红．子女外出务工对父母健康和生活满意度影响研究．经济学（季刊），2015（1）．

⑥ 温兴祥，肖书康，温雪．子女外出对农村留守父母健康的影响．人口与经济，2016（5）．

况变差；二是子女经济支持增加，健康状况变好。① 马超、顾海和宋泽（2017）研究发现医疗的城乡歧视和城乡收入差距是造成机会不平等的重要原因。② 梁宏和郭娟娟（2018）分析指出，不同类型老年流动人口的个人特征、家庭经济状况和流动特征差异明显，他们的健康、医疗行为及保障状况也存在一定差异。③

老年生活状况与环境对老年人健康不平等产生影响的证据越来越充足。王甫勤（2012）的研究发现，生活方式不仅直接影响健康，而且是社会经济地位影响健康不平等的重要传导机制，收入和社会经济地位较低的群体更可能拥有不利于健康的生活方式，而收入和社会经济地位较高的群体恰好相反，导致低收入群体和高收入群体间产生较大的健康不平等。④ 王伟进、曾毅和陆杰华（2014）分析发现，来自家里、社会场合、儿童以及年轻/中年时的被动吸烟都显著增大老年人精神压抑的风险，来自现在家里的被动吸烟有损老年人的自评健康等级。⑤ 谭涛、张茜和刘红瑞（2015）研究发现，饮用水质量和卫生条件扩大了健康不平等。⑥ 陶涛和李龙（2016）的研究结果显示，城市老年人除社会参与和锻炼身体以外主要以消磨时间为主，此类活动时间长短与健康并未呈现显著正相关。⑦ 湛泳和徐乐（2016）研究得出，老年人被动吸烟健康支出具有明显的亲富性，高龄老年人被动吸烟的差异进一步加深了其在被

① 刘畅，易福金，徐志刚．父母健康：金钱和时间孰轻孰重？——农村子女外出务工影响的再审视．管理世界，2017（7）.

② 马超，顾海，宋泽．补偿原则下的城乡医疗服务利用机会不平等．经济学（季刊），2017（4）.

③ 梁宏，郭娟娟．不同类别老年流动人口的特征比较——基于2015年国家卫生计生委流动人口动态监测数据的实证分析．人口与发展，2018（1）.

④ 王甫勤．社会经济地位、生活方式与健康不平等．社会，2012（2）.

⑤ 王伟进，曾毅，陆杰华．中国老年人的被动吸烟状况与其健康风险——基于个人生命历程的视角，人口研究，2014（1）.

⑥ 谭涛，张茜，刘红瑞．我国农村老年人口的健康不平等及其分解——基于东中西部的实证分析．南方人口，2015（3）.

⑦ 陶涛，李龙．城市老年人闲暇时间安排及对健康的影响．人口学刊，2016（3）.

动吸烟健康支出上的不平等。①

家庭照护和养老支持对健康不平等影响的作用逐渐明晰。周晶和韩央迪等（2016）研究发现，相比于未曾照护过孙子女的农村老年人，提供持续性隔代照护的农村老年人的自评健康状况和日常生活自理能力更好，而曾经提供过隔代照护的农村老年人也有更好的自评健康状况。② 黄国桂、杜鹏和陈功（2016）研究发现，主要是隔代照护的强度而非隔代照护的数量对我国老年人健康产生影响，提供低强度隔代照护的老年人，隔代照护对其自评健康有负面作用，提供高强度的隔代照护的老年人，隔代照护对其孤独感状况有积极作用。③ 孙鹃娟和冀云（2017）认为老年人给予子女经济支持、家务支持对其心理健康有正向作用，但发现子女需求过多对其心理健康有负向作用。④ 刘昌平和汪连杰（2017）研究表明社会经济地位通过食物获取、体育锻炼、娱乐活动和生活幸福感对老年人健康产生积极影响。⑤ 薛新东和葛凯啸（2017）的实证研究发现：经济状况和教育程度对我国老年人的自评健康和心理健康均有显著的正向影响，但职业特征的影响不显著。⑥ 阮航清和陈功（2017）的研究结果显示，当前我国老年人健康不平等的集中指数为-7.09%，其中，是否有养老存款对健康不平等的贡献

① 湛泳，徐乐．我国老年人被动吸烟健康支出与其影响因素——基于不同收入水平的分析．经济科学，2016（3）．
② 周晶，韩央迪等．照护孙子女的经历对农村老年人生理健康的影响．中国农村经济，2016（7）．
③ 黄国桂，杜鹏，陈功．隔代照护对于中国老年人健康的影响探析．人口与发展，2016（6）．
④ 孙鹃娟，冀云．家庭"向下"代际支持行为对城乡老年人心理健康的影响——兼论认知评价的调节作用．人口研究，2017（6）．
⑤ 刘昌平，汪连杰．社会经济地位对老年人健康状况的影响研究．中国人口科学，2017（5）．
⑥ 薛新东，葛凯啸．社会经济地位对我国老年人健康状况的影响——基于中国老年健康影响因素调查的实证分析．人口与发展，2017（2）．

率为 26.4%。①

生活习惯在对老年人健康不平等产生影响中的重要性被越来越多的调查研究所强调。张立龙和张翼（2017）研究发现，在婚、有健康生活习惯使老年人死亡风险低、平均余寿长，且预期完全自理时间相对较长。② 靳永爱、周峰和翟振武（2017）研究发现，独居老年人抑郁倾向得分最高，其次是夫妇同住的老年人，而与子女同住的老年人抑郁倾向得分最低，居住方式对老年人心理健康具有重要影响；社区环境直接影响所有老年人的心理状况，环境较好的社区老年人的抑郁倾向得分更低；社区环境在老年人居住方式对抑郁倾向的影响过程中也起着重要的调节作用；在开展丰富文化活动的地区，独居、夫妇同住与跟子女同住的老年人抑郁倾向得分差异小；而在文化活动少的地区，几类老年人的抑郁倾向得分差异更大，与子女居住的老年人抑郁倾向要显著低于独居和夫妇同住老人，独居老年人的状况最差；社区文化活动的开展可以减小某些居住方式对老年人心理健康的不利影响。③ 叶金珍（2018）实证发现，退休改变部分生活习惯，却无法改变个体长期养成的生活习惯。饮酒频率、失眠频率和参加社交活动发挥了显著的中介作用，退休通过提高参加社交活动的概率进而正向影响身心健康，退休总体上不利于身心健康。④ Yang（2018）对中国老年人健康不平等的影响因素进行研究发现，除了自然环境外，建筑环境对老年人健康不平等的影响亦非常显著。⑤

① 阮航清，陈功. 中国老年人与收入相关的健康不平等及其分解——以北京市为例. 人口与经济，2017（5）.

② 张立龙，张翼. 中国老年人失能时间研究. 中国人口科学，2017（6）.

③ 靳永爱，周峰，翟振武. 居住方式对老年人心理健康的影响——社区环境的调节作用. 人口学刊，2017（3）.

④ 叶金珍. 退休、生活习惯与健康的关系——基于 Harmonized CHARLS 数据的研究. 人口与经济，2018（2）.

⑤ Yang M Q. Health inequalities of older people in china. Queen's University，2018.

　　医疗保障制度不完善也是老年人健康不平等的重要诱因。Wagstaff, et al.（2000）研究发现，健康不平等来源于医疗卫生保健方面的不平等。① 封进和宋铮（2007）研究认为健康状况差以及收入水平低的群体在医疗保险中的受益最大。② 解垩（2009）的研究表明医疗保险是与收入相关的医疗服务利用不平等的重要贡献因素。③ 医疗保险可以降低未来医疗支出的不确定性，从而减少预防性储蓄，增加消费且改善营养摄入。齐良书和李子奈（2011）研究发现以住院率衡量的医疗服务利用在 2000 年以前持续下降，2000 年以后则呈上升趋势，但也一直存在有利于高收入者的医疗服务利用不平等，1993—2004 年医疗服务利用的变动有利于高收入者，但在 2004—2006 年发生了较大的有利于低收入者的变动，这反映了新农合的效果。④

　　近年来，关于医疗保险制度对健康不平等影响的研究越来越丰富。Conti 和 Heckman（2013）认为，改善卫生服务的可及性和更好地获得医疗资源可以减少卫生不平等。⑤ 刘明霞和仇春涓（2014）对自付比例建立 OLS 进行实证，基本医疗保险显著降低了老年人群住院医疗费用的自付比例，但降低的程度根据医疗保险类型的不同而有所差异。⑥ 刘晓婷和黄洪（2015）的研究显示，职工医保和城居医保制度提高了老年参保者的医疗服务利用水平，从而增进了健康公平，但新农合的参保老人与未参保老人在医疗服务利

---

　　① Wagstaff A, Van D E. Chapter 34 Equity in health care finance and delivery. Handbook of Health Economics, 2000.

　　② 封进, 宋铮. 中国农村医疗保障制度：一项基于异质性个体决策行为的理论研究. 经济学（季刊）, 2007（3）.

　　③ 解垩. 与收入相关的健康及医疗服务利用不平等研究. 经济研究, 2009（2）.

　　④ 齐良书, 李子奈. 与收入相关的健康和医疗服务利用流动性. 经济研究, 2011（9）.

　　⑤ Conti G, Heckman J. The Developmental Approach to Child and Adult Health. Pediatrics, 2013（S）: 131.

　　⑥ 刘明霞, 仇春涓. 医疗保险对老年人群住院行为及负担的绩效评价——基于中国健康与养老追踪调查的实证, 保险研究, 2014（9）.

用和健康结果方面均未呈现显著差异，原因是保障待遇过低和制度
设计存在缺陷；他们认为在医疗服务输送过程中有部分弱势老年人
群的健康结果公平尚未得到充分保障。① 周钦、田森和潘杰
（2016）发现城镇居民基本医疗保险中收入最低的20%群体比收入
最高的20%群体具有更少的医保报销金额和更低的医疗服务利用
程度。② 郑莉莉（2017）研究发现基本医疗保险制度重住院轻门诊
的给付结构对就医行为产生了不利的影响。③ 刘小鲁（2017）研究
显示，中国目前的城乡居民医疗保险并没有对医疗服务利用水平产
生实质性的影响，造成这一结果的主要原因可能是城乡居民医疗保
险并未显著缩小医疗保险实际补偿率的城乡差异。④ 马超、顾海和
宋泽（2017）研究发现医疗的城乡歧视和城乡收入差距是造成机
会不平等的重要原因。⑤

二、文献述评

通过梳理现有研究成果发现，国内外学者在一套逐渐成熟的理
论和工具基础上对老年人健康不平等问题进行了广泛的研究和探
讨。从研究的核心问题来讲，国内外学者主要从不同的维度来讨论
各因素对老年人健康不平等的影响，并且尝试分析不同因素对老年
人健康不平等产生的影响机制。在健康的测度和衡量方面，通常用
自评健康、日常活动能力、生活质量量表等工具。当取不同健康衡
量标准时，老年人健康不平等的影响因素的作用有所区别，并且影

---

① 刘晓婷，黄洪. 医疗保障制度改革与老年群体的健康公平——基于
浙江的研究. 社会学研究，2015（4）.
② 周钦，田森，潘杰. 均等下的不公——城镇居民基本医疗保险受益
公平性的理论与实证研究. 经济研究，2016（6）.
③ 郑莉莉. 医疗保险改变了居民的就医行为吗？——来自我国 CHNS
的证据. 财政研究，2017（2）.
④ 刘小鲁. 中国城乡居民医疗保险与医疗服务利用水平的经验研究.
世界经济，2017（3）.
⑤ 马超，顾海，宋泽. 补偿原则下的城乡医疗服务利用机会不平等.
经济学（季刊），2017（4）.

响机制呈现出较明显的差异。在影响因素的选择和分类方面，当前学界对老年人健康不平等影响因素的分类可以分为人口学特征、社会经济地位、老年人生活状况、医疗保险和环境因素等。其中，环境因素对健康不平等的影响是近年来健康经济学、人口资源与环境经济学中的新问题，目前已经有一定数量的文献对此进行了分析探讨。针对中国老年人健康不平等问题，现有文献通常是先对中国老年人健康和健康不平等的分布情况进行描述性统计，接下来再对老年人健康不平等的影响因素进行详细的探讨。在方法使用上，逐渐从 Probit、Logit 各类回归分析方法转向更加具有说服力的倾向性得分匹配（PSM）与双重差分（DID）结合使用等组合方法。同时，日益丰富的大型微观数据库为老年人健康不平等问题研究提供了基础。

但是，随着老龄化进程不断加快，老龄化问题日趋严峻，关于老年人健康不平等需要探讨的问题还十分丰富。当前，国内现有文献虽然在老年人健康的不平等存在性问题上基本达成了共识，但在健康不平等的界定、老年人健康不平等的现状和变化趋势、老年人健康不平等的城乡差异等方面还存在分歧；尽管关于老年人健康不平等影响因素的研究已经很丰富，并且对某些单项因素的研究上取得了定性和定量的结果，但这些成果对实际现象的解释力依然很弱，各单项因素对老年人健康不平等的作用机制仍然没有被挖掘出来，尚缺乏多因素多渠道的综合性分析；虽然关于老年人健康不平等问题的研究采用了多个维度的健康测度方法，但是主要还是以主观的自评健康为主，缺少对客观健康测度指标的使用；当前大多数成果是基于对老年人健康影响因素的分析来解释老年人健康不平等的，基本的假设是某种因素通过影响健康，从而影响健康不平等，因此尚缺少对那些不影响健康但是会影响健康不平等的因素的分析；在对老年人健康不平等影响因素进行探讨时，学界已经充分讨论了人口学特征、社会经济地位、老年人生活状况、医疗保险和环境因素等维度，但是对与老年人健康息息相关的医疗卫生因素和养老方面的因素涉及得还不够，有待进一步研究。

第四节 研究内容、技术路线与创新点

一、研究内容

基于现有研究基础，本研究将在界定所需研究的健康不平等概念后，用大型微观数据库——中国老年健康影响因素跟踪调查（CLHLS）来测度 2002—2014 年老年人的健康不平等状况及其变化趋势，分析导致老年人健康不平等的现实原因，并尝试用实证方法进行检验，最后根据研究结果和国际经验，提出消减中国老年人健康不平等的对策建议。

研究内容分为 7 个章节：

第一章为绪论，交待研究背景和研究现状，提出本研究需要分析的问题，并作出内容布局安排。

第二章对健康和健康不平等的概念进行界定，并找到测度老年人健康和健康不平等的工具，初步对健康不平等形成的机理进行分析。

第三章基于 CLHLS 数据库测度老年人健康和健康不平等的总体状况和变化趋势，尝试按宏观经济发展水平、城乡、微观经济收入和受教育程度进行分类观测。

第四章从中国的历史国情和社会经济现实来分析老年人健康不平等的形成机理，从人口学特征、社会经济地位、医疗卫生状况、老年生活状况 4 个方面进行分析。

第五章对中国老年人健康不平等的影响因素进行实证分析，采用 RIF-I-OLS（Recentered Influence Function-Index-Ordinary Least Squares）分解方法，利用 CLHLS 混合截面数据、面板数据和城乡样本数据进行综合讨论。

第六章基于健康不平等干预原理，借鉴美国、欧盟国家和日本的经验，提出一揽子消减中国老年人健康不平等的对策建议。

第七章为总结与展望，对整个研究的结论进行归纳并提出将来有待进一步研究的议题。

二、技术路线

根据研究内容的布局，本研究主要关注和需要回答的问题有：界定老年人健康不平等概念；考察中国老年人健康不平等状况和变化趋势；探讨各因素对中国老年人健康不平等的影响；讨论消减中国老年人健康不平等的对策。围绕着这 4 个主要问题，本研究设计了如图 1-1 的技术路线。

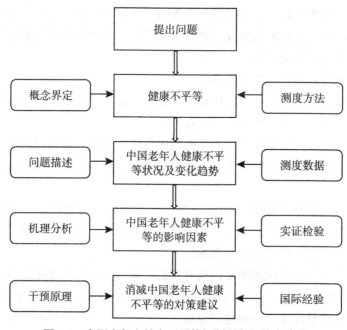

图 1-1 中国老年人健康不平等问题研究的技术路线

在技术路线实施过程中，使用到的方法和工具主要有 QWB 量表、WI 和 EI 指数以及 RIF-I-OLS 分解模型。其中，QWB 量表是用来对健康进行测度的。由于本研究在对健康进行测度时，需要在不同个体之间进行比较，所以需要一个客观可比的健康测度工具，相比自评健康，QWB 量表所测度的健康得分在不同个体之间的标准是一致的。在多种测量工具中，QWB 量表的适用性和广泛性较强，并且根据世界卫生组织提倡的健康老龄化概念，我们更需要关注老年人生活质量，因此 QWB 量表更为适用。WI 和 EI 指数则是用于测度健康不平等情况的，WI 和 EI 指数是集中指数家族中应用越来越广的改进指标，分别由 Wagstaff① 和 Erreygers② 提出。WI 和 EI 指数所度量的是与社会经济地位相关的健康不平等，正是本研究所关注的健康不平等概念，因此，WI 和 WI 具有较强的适用性。RIF-I-OLS 分解方法则是探索健康不平等影响因素的计量工具，它的优点在于放宽了约束条件，同时具有与 OLS 相似的经济学含义的结果解释系数，使用起来较为方便。同时，RIF-I-OLS 是一种实现从宏观问题到微观因素分解的有用方法，在健康不平等问题研究方面优势非常明显。对以上三种方法和工具的详细介绍具体见第二章和第五章。

三、可能的创新点

本研究在现有成果的基础上对老年人健康不平等问题展开分析，主要有以下可能的创新点：（1）对于健康的测度，本研究克服了以主观自评健康作为健康的衡量标准的缺点，从一定程度上避免了主观健康指标不可比的问题；（2）对于影响老年人健康不平等因素的分析，不仅仅考虑了人口学特征和社会经济地位维度，还将与老年人息息相关的医疗卫生状况和老年生活状况 2 个维度的因素纳入到分析模型中；（3）用 RIF-I-OLS 分解方法研究了各因素对健康不平等的边际效应，其结果与普通最小二乘估计的结果具有相似的经济含义，更便于解释；（4）本研究在理论分析和实证分析的基础上，借鉴美国、欧盟典型国家和日本的经验，提出了一揽子有针对性和操作性的消减中国老年人健康不平等的对策建议，具有一定的实践价值。

---

① Wagstaff A. Correcting the Concentration Index：A Comment. Journal of Health Economics，2009（2）：516.

② Erreygers G. Correcting the Concentration Index. Journal of Health Economics，2009（2）：504.

第二章 老年人健康不平等问题的理论分析与测度方法

第一节 老年人健康的基础理论与测度方法

一、健康概念界定

阿玛蒂亚·森的可行能力理论将健康视作一种能力。健康是人类各种能力中的基础能力，健康的重要性毋庸置疑。在现实中，人们的常识和劳动经济学理论均证明了健康是人类绝大多数活动的基本前提。健康还是人类最重要的目标和基本需求（Collins，Klein，1980；孟庆跃，严非，2005）。[1][2] 健康与教育被看作两大主要的人力资本，健康是人力资本的一个组成部分，但它与其他形式的人力资本有所不同，健康人力资本也是教育人力资本积累的基础条件（陆铭，2017）。[3] 健康应该被看作人类的基本权利（杜乐勋，张文鸣，2007）。[4] 按照世界卫生组织的定义，健康不仅仅是指一个人的躯体无疾病和疼痛，还包括了其在精神上和社会适应上的完好

① Collins E，Klein R. Equity and the NHS：self-reported morbidity，access，and primary care. British Medical Journal，1980（281）：1111.

② 孟庆跃，严非. 中国城市卫生服务公平与效率评价研究. 济南：山东大学出版社，2005.

③ 陆铭，梁文泉. 劳动和人力资源经济学——经济体制与公共政策. 北京：格致出版社，2017.

④ 杜乐勋，张文鸣. 中国医疗卫生发展报告. 北京：社会科学文献出版社，2007.

状态。

健康存在明显的生命周期特征。如果把生命阶段按照生物特征和年龄分为婴儿、儿童、青少年、成年和老年 5 个阶段，那么健康在一般人类生命周期各阶段的状况呈先升后稳再以较快速度下降的趋势。当然，由于不同个体带有不同的生物遗传特征，且处于不同的自然社会环境，他们在同一个生命周期阶段的健康水平可能存在巨大的差异，所以人们的健康水平变化也会偏离一般曲线轨迹。出生时，个体附有初始的健康人力资本，随着时间推移，这种人力资本不断增加或减少，老年时期的健康人力资本迅速减少，尤其是晚年出现加速折旧，直到死亡。死亡时健康水平为零。健康作为一种特殊的人力资本，它是多状态的、可变的、存在个体异质性的。从全生命周期看，完全自然状态下，一个新生生命的健康随着时间推移的曲线是先升后降的，到了生命的靠后阶段，健康产出是递减的，当生命处于死亡状态时健康为零。将健康状态分为健康、疾病和死亡 3 种，其中健康（疾病）的变动可能是转向疾病（健康）或者死亡，而死亡是不可逆的。

健康长寿对人们来说是宝贵的，它提供了一个让人们能够重新思考如何度过老年生活甚至整个人生过程的机会。通常情况下，社会经济视角下的人生过程可以被分为婴幼儿时期、学生时期、工作年龄时期和退休时期，健康长寿往往意味着退休时期更长，人们可以在这个时期重新安排生命的后期阶段，比如追求以往忽略了的兴趣爱好、开始新的工作、进入新的生命体验阶段。健康长寿对于年轻人来讲也意义非凡，人们可以相对更自由地安排学习和工作的阶段。

然而，随着年龄增加，老年人往往伴有健康不良状况，这通常与慢性病尤其是非传染性慢性病有关。虽然老年并不一定意味着不健康，但是目前尚缺少证据证明老年人比其父辈在同年龄段时更健康。随着全球人口老龄化程度不断加深，关注老年人健康问题，及时采取健康干预行动，有望提高一个国家、地区、家庭和个人的生命健康质量。

近年来，一些新的关于健康的社会经济思想引领着全球健康老龄化和积极老龄化进程。世界卫生组织（2016）的报告指出，典型的老年人并不存在、老年人的多样性不是随机产生的、老年人并不意味着依赖他人，所以人们对健康的观念应该更新为"向前看"而不是"向后看"，应该将老年人口的健康支出看作一种投资而不是消费。这些健康和老龄化理念已逐渐成为引领全球人口发展进程的重要思想。①

二、健康的生产和需求分析

（一）健康的生产

健康经济学作为经济学的一个新兴学科分支，是以经济学理论为基础的。在早期的经济学中可以找到健康经济学的影子，例如闲暇时间效用就是直接与健康相关的。根据经验，闲暇休息时间可以促进健康，是健康产出的一种要素，因此当经济学模型考虑闲暇时间效用时，就从健康的侧面讨论了健康和工资收入的替代关系。健康经济学将健康视为资本产出，根据这种思路，Grossman（1972）提出了健康生产模型。② 健康经济学认为，人们为了获得健康，需要投入的健康生产要素有生物遗传、环境、生活方式、时间、医疗以及健康行为等，同时还需减少健康风险暴露。健康生产模函数的一般表达式为：

$$HS = F(Y, S, E, X, Z) \tag{2.1}$$

其中，Y、S、E、X、Z分别代表经济、社会、教育、医疗卫生和其他能够控制的对健康有影响的变量。Grossman 健康生产函数模型描述了健康产出和保健投入要素之间的关系。根据健康生产函数模型，结合老年人的健康生产的特征，可以从社会经济地位、医疗卫生因素、老年生活状况 3 个方面重点分析老年人的健康产出。为了更精确地考察老年人健康产出，需要在函数中控制年龄、性别

---

① 世界卫生组织. 关于老龄化与健康的全球报告. https：//www. who. int/ageing/publications/world-report-2015/zh/.

② Grossman M. On the Concept of Health Capital and the Demand for Health. Journal of Political Economy，1972（2）：223.

等人口学特征指标，还要尽可能地控制影响健康的其他因素。老年人健康生产函数的一般形式可表示为：

$$H = f(\delta H_0,\ SES,\ M,\ ALS,\ Z) \qquad (2.2)$$

等式左边的 H 代表老年人健康资本产出；右边的 H_0 代表老年人健康资本存量；δ 是外生的与时间相关的健康自然折旧率，增长率或折旧率大小和符号是变动的；SES 代表老年人的社会经济地位变量组；M 代表医疗卫生因素变量组；ALS 代表老年人生活状况变量组，包括养老安排等；Z 代表年龄、性别等其他可观测和控制的因素变量组。

健康经济学家重点关注了除生物遗传之外的医疗卫生投入要素与健康之间的关系。健康取决于先天的遗传和后天的干预，个体由于存在遗传和生活境遇的异质性而在不同时期获得不同水平的健康产出结果，这增加了对健康进行分析的难度。人们对健康的生产不是直接产出健康，而是通过投入与健康相关的服务和资源，从而获得相应的健康结果。与健康相关的医疗服务包括诊断、检查、治疗和手术等，与健康相关的资源包括血液、器官等，也包括麻醉药、抗生素等。同时，生产健康还需要人们投入时间、锻炼和心理建设。

健康的生产主体是多元化的，包括个人、家庭、医院和生活环境。通常情况下，个人和医院作为健康生产的基础主体。对于个体而言，每个人都希望保持高水平健康状态，但是受到自然因素和社会因素的影响，个体的健康不会一直维持在高水平状态。当受到健康冲击时，人们即将处于或者已经处于病患状态，此时维持和恢复健康状况往往是通过治疗实现的。

健康的生产是卫生保健和公共政策领域的一个核心问题。从这个角度看，健康生产函数研究的是卫生保健投入和公共卫生状况之间的关系。根据健康生产函数含义，不考虑时间、死亡和疾病等问题，在特定的时间内各种要素的增加投入都会产生相应的健康结果。暂且不考虑健康测度的种种困难，假设存在一个公认的健康测度方法，并用健康状态（Health Status，HS）表示人们的健康水平，则特定时期的健康产出模型可以简化为如图 2-1 所示的关系模型。

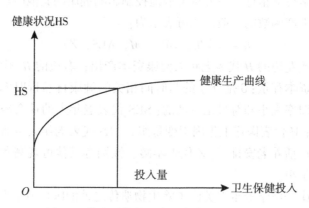

图 2-1 特定时期的健康生产曲线简化模型

在理论分析时为了简化模型，将各种卫生保健要素统称为卫生保健，包括内科、骨科医生以及各类医务人员提供的保健服务等。从历史发展来看，卫生保健对健康产出的总贡献相当可观，但边际贡献在有些情况下却很小，卫生保健和健康产出要素对健康产出也具有边际报酬递减规律。随着时间的变化，健康的投资回报率和边际效率降低。

（二）健康的需求

健康也是一种特殊的消费品和投资品，人们对健康具有刚性需求，对健康的投资也具有刚性。实际上，人们并不是直接购买健康本身，而是通过购买卫生保健服务等要素对健康进行投资从而获得健康状态。卫生保健成本是最大可能增进健康所必需的支出或者使个人健康边际收益降为零所需要的支出。在政策制定和执行中，往往以最小需要和适当标准来衡量卫生保健需要。致力于控制卫生保健费用成本的人，大都认为消费者得到了比他们的真正需要更多的卫生保健。[1]

---

[1] 舍曼·富兰德，艾伦·古德曼，迈伦·斯坦诺. 卫生经济学. 北京：中国人民大学出版社，1993.

　　健康需求的主要理论是消费者模型中的效用论。根据赵忠（2005）的研究，健康需求对个体有两个方面的效用：一方面是健康带来的直接效用；另一方面是健康通过影响收入所带来的效用。

　　以一个典型的消费者为例：

　　假设消费者一生 n 个时期的总效用函数是：

$$U = U(\delta_t, H_t, Z_t) \tag{2.3}$$

　　其中，$t = 1, 2, 3, \cdots, n$，U 是第 t 个时期消费者的总效用，H_t 是第 t 个时期累计的健康资本存量，δ_t 是第 t 个时期健康资本的单位收益率，Z_t 是第 t 个时期消费者消费的其他商品的收益。消费者个体初始健康资本 H_0 是外生的，H_1 及以后各时期健康资本都是内生的。健康资本的增量为 H_{t+1}：

$$H_{t+1} - H_t = I_t - \lambda_t H_t \tag{2.4}$$

　　I_t 是消费者第 t 个时期对健康资本的投资，λ_t 是随时间变化的外生参数——折旧率。I_t 由可购买的一系列医疗产品或服务 M_t、用于提高健康的时间 TH_t 和除健康外的其他人力资本 E（外生变量）共同决定，于是健康资本投资函数可以写成：

$$I_t = I_t(M_t, \mathrm{TH}_t, E) \tag{2.5}$$

　　对于每个个体来说，他在社会中消费的包括卫生保健在内的商品和服务决定了他所获得的效用。不同个体之间所消费的商品和服务也可能对其他个体的效用产生影响。如果社会决定使得社会福利函数最大化，则可以认为该社会是有效率的。在给定效用可能边界的条件下，整个社会选择最高无差异曲线的决策需求组合，此时组合中的卫生保健需求水平就是实现社会福利最大化的需求水平，这种状态也就产生了不同个体卫生保健需求的均衡水平。

　　对于"健康的价值"或者"健康的价格"这个问题，健康经济学家们总是试图找到一个为生命赋值的办法，尽管这几乎是一件不可能的事情。经过经济学家们的艰辛探索，出现了多种生命定价的方法，流行的方法包括人力资本估价法、支付意愿估价法与随机估价法等。实际上，对每个人生命赋予的价值取决于时代、空间和价值观念，场景不同，生命的价值也就不一样。在医疗卫生市场，由于医疗资源具有稀缺性，人们会更加关注卫生保健成本。人们对健康的需求具有生命周期特征，老年阶段具有特殊需求，比如，老年人需要更多的慢性病理疗和长期照护。

在疾病的紧要关头，病人或病人家属（消费者）还会考虑价格吗？我们往往听到的是："无论花多少钱，都要治！"为什么生命最后阶段那么珍贵？从卫生保健支出的角度看，一般个体在生命周期的最后阶段（通常是最后一年）的卫生保健消费将占全部生命所花销的卫生保健费的 1/4。① 需要解释的问题是，为什么当一个人对剩下生命预期较低时期生命价值会如此之高？卫生经济学家对这个问题的回答主要有：第一，对许多老年人或患病者来说，他们的机会成本较小，因为如果他们一旦去世就无法享受这些资源来带的好处；第二，他们可以对未来充满"希望"；第三，他们在亲属、朋友心中甚至社会上的价值或许很高。

（三）卫生保健市场的特点

（1）存在价格歧视与不确定性。医疗服务市场是一个特殊的市场模型（Arrow，1963），其一个明显的特征是存在价格歧视。② 在多数情况下，医疗服务是供不应求的，因此在分析医疗服务市场时主要侧重于对供给的分析，医疗服务市场的价格多由卖方决定，消费者往往只是价格的接受者。卫生保健市场的另一个明显特征是具有很强的不确定性，人们的医疗需求具有不确定性，医院和医生对治疗的结果也具有不确定性，并且在医生和病人之间存在信息不对称问题。通常，在卫生保健市场中，医院医生即供方所掌握的信息通常比需方更充分；而在健康保险市场中，保险者即需方对自身健康状况的了解比供方更多。因此，健康保险是一种克服不确定性的重要工具。

（2）医疗卫生成本费用持续上升。由于健康保险的存在，技

---

① 舍曼·富兰德，艾伦·古德曼，迈伦·斯坦诺. 卫生经济学. 北京：中国人民大学出版社，1993.

② Arrow J K. Uncertainty and the welfare economics of medical care. American Economic Review，1963 (5)：941.

术变革往往也会造成费用上升。因为一旦有了保险，人们不用全部
支付新技术和新设备的使用费用就能够采用最先进的手段进行保健
和治疗，这就无形中推高了医疗费用。新技术在医疗卫生领域的应
用越来越广泛，消费者和保险承包人（第三方）用于卫生保健的
费用越来越高。另外，医疗技术的研发开支巨大，这些费用往往产
出率不够高，因此这些成本需要均摊在使用者身上。医疗费用远远
高于以往，并且，其膨胀速度快于通货膨胀，就算是消除了通货膨
胀的影响，医疗费用依然还在增加，这导致人们不得不更加努力奋
斗，因为他们面临的不仅仅是医疗费用上涨，还有保险费率、自费
额的提高。医疗服务价格的增长总是比其他普通商品的价格增长
快，例如住院费服务和医生服务价格的增长明显高于消费者价格指
数的增长，即卫生保健服务存在高通货膨胀性。通常情况下，卫生
保健厂商并不是完全竞争的，对卫生市场的管理实际上是不完善
的，因此卫生经济学家需要考虑额外的成本。

（3）医疗卫生市场中非营利厂商和营利厂商难以界定。医院、
保险承保人、护理院是非营利机构、研究机构还是营利厂商？非营
利厂商可能不用寻求利润最大化，但是依然是追求盈亏平衡和成本
最小化的。因为消除浪费可以让医院运营更可持续和治疗更多的患
者。自从 Valdmanis（1990）① 发现样本公立医院和非营利医院存
在差别后，很少有证据指出产权结构影响医院效率。Burgess 和
Wilson（1998）通过总结既有研究进而认为"在控制了其他因素之
后，我们并没有发现可以表明产权结构影响医院技术效率的证
据"。②

（4）医疗卫生市场中规模经济和范围经济存在争议。两家不
同的专业医院联合起来是不是会降低成本，如果会，这样卫生保健
范围扩大了效率提高了，健康的总产量就提升了。Preya 和 Pink

---

① Valdmanis V G. Ownership and Technical Efficiency of Hospitals. Medical Care，1990（6）：552.

② Burgess J F，Wilson P W. Variation In Inefficiency Among US Hospitals. Information Systems and Operational Research，1998（3）：84.

（2006）对加拿大医院大规模合并现象进行研究，发现"医院部门战略合作过程中有大量的未被开发的收益"，Dranove 和 Lindrooth（2003）发现医院合并后的 4 年内获得重要的、大量的和持续的资金节约。①

（5）健康保险具有逆向选择特征。健康保险对保险使用率高于平均水平的患者更有吸引力，具体而言是高风险者过度投保，低风险者投保不足导致的市场无效现象。逆向选择让健康保险市场的信息不对称问题更加严重，因为一个潜在参保人对自己的健康状况以及对卫生服务的预期需求信息更了解。对于高风险患者而言，保险使他们的卫生保健价格降低。健康保险的逆向选择特征降低了健康保险市场的效率，同时也实现了收入从健康者向风险者的转移性再分配。另外，强制性社区统一费率会带来负面影响。由于富裕地区的卫生保健支出相对高，模型预测到收入从贫困地区向富裕地区大规模转移的再分配局面。社区统一费率不考虑风险的异质性，它存在一个基本信息问题，就是对低风险者收费过高，使保费从低风险者向高风险者转移。

三、健康的测度

随着医学界和社会各界对健康的认知不断加深，健康测度方法也越来越多元化。根据既有研究，宏观层面主要可以用平均预期寿命（Expectancy Life）、特定疾病发生率（Incidence Rate）、孕产妇和婴儿儿童等群体的死亡率（Mortality Rate）、伤残率（Disability Rate）等测度健康水平；微观层面则可以分为家庭和个人两个方面，可用指标包括家庭健康支出、个人健康得分量表（Quality of Well-Being Scale，QWB）、个人自报健康（Self Reported Health，SRH）和身体质量指数（Body Mass Index，BMI）等测度健康水平。

对多种健康测度方法进行比较，有助于选择适用于不同情境和

---

① 舍曼·富兰德，艾伦·古德曼，迈伦·斯坦诺. 卫生经济学. 北京：中国人民大学出版社，1993.

目标的测度指标。为便于对比，在此将上述方法归纳为预期寿命法、比率法、健康投入法、健康得分法、自评健康法和身体指数法。对比时将对多种测度方法的更新和拓展进行备注，并探讨不同健康测度工具的适用情境。

（一）预期寿命法

人口平均预期寿命是衡量一个社会的经济发展水平及医疗卫生服务水平的指标。由于健康问题具有多样性，根据不同研究目标需要适用多种特定情况的测度方法，故学界在健康测度方法上也进行了大量探索。在预期寿命的基础上，既有研究成果构建了健康调整生命年（Health-Adjusted Life Years，HALY）、健康调整预期寿命（Health-Adjusted Life Expectancy，HALE）、质量调整生命年（Quality-Adjusted Life Years，QALYs）和伤残调整生命年（Disability-Adjusted Life Years，DALYs）等测度方法。其中，以质量调整生命为基础的卫生政策在进行医疗卫生干预时往往倾向于持有老年人健康价值较低的观点。因为从其测量方法可以看到当一个人年龄很大时，是没有权利要求特别的保健服务的，因此，其质量调整生命年已经非常小，用成本-效用评估时很可能已经是成本远远大于效用了。而伤残调整生命年则赋予中年人更大的权重，因为人们少年和老年时期都依赖于中年人群，所以从生命历程看伤残调整生命年的权重呈"拱桥形"。焦开山（2018）认为健康预期寿命（Healthy Life Expectancy）比预期寿命在衡量健康上更有优势，提高健康生命年限和减少残障生命年限更为重要。①

（二）比率法

《卫生统计学》和《流行病学》研究中常用的测度健康水平的比率法主要包括两种：一是某种特定的病症在人群中的发病率；二是特定群体的死亡率。发病率观察时间单位可根据所研究

---

① 焦开山．中国老年人健康预期寿命的不平等问题研究．社会学研究，2018（1）．

的疾病病种及问题的特点决定，通常为年。特定人口死亡率是指在特定群体样本中，每单位时间的死亡人口数目占样本的比例。一般情况下，衡量健康水平的病症比率有癌症发病率、呼吸道疾病发病率等，常涉及的群体包括孕产妇、婴儿和小于 5 岁儿童等。发病率和死亡率的特征是方便统计，能够直观反映客观现实，可用于单项健康测度和衡量医疗水平，多用于宏观情境。

（三）健康投入法

根据健康生产函数可知，健康投入对健康产出有促进作用，健康投入可以间接刻画健康水平。例如，使用医疗卫生总费用作为衡量健康的指标具有便捷性，同时医疗卫生费用可以衍生出人均医疗卫生投入等实用性更广的指标。又如，考察家庭医疗卫生费用占总费用的比重可以描述医疗卫生保障和保险制度的完善程度。但总体上讲，使用健康投入作为衡量健康的指标是有争议的：一方面，人们可能由于健康水平不高，才需要向健康投入更多，支付更多医疗卫生费用；另一方面，也可能因为有了对健康的投入，支付了医疗卫生费用后，人们的健康水平才得以提高。所以，一般情况下并不用健康投入直接作为健康水平的衡量指标。

（四）福利量表法

福利量表（Quality of Well-Being Scale，QWB）是一种非常通用的与健康相关的生活质量衡量指标。Kaplan 和 Anderson（1988）探索了多个健康量表，其中最有代表性的有福利指数（Index of Well-Being，IWB）和福利量表（Quality of Well-Being Scale，QWB），其中，IWB 在衡量健康时具有很好的优势，尤其对于复杂的健康状况的衡量，QWB 则因其良好的度量敏感性和优良的指标信度、效度，并且能够作为连续变量使用而受到科学研究者的广泛欢迎。[1] QWB 主要包括 4 个维度指标：行动指标（Mobility Scale，

---

① 胡宏伟. 国民健康公平程度测量，因素分析与保障体系研究. 人民出版社，2011.

MOB）、身体活动指标（Physical Activity Scale，PAC）、社会活动指标（Social Activity Scale，SAC）和症状/状况指标（Symptom/Problem Complexes，CPX）。行动、身体活动和社会活动3个维度指标反映被调查者的日常行动能力，症状/情况维度指标则反映被调查者的身体症状表征，具体如表2-1所示。

表2-1 QWB指标编号、定义内容和权重

编号	定义内容	权重
	行动指标（MOB）	
5	不存在由健康导致的行动限制	-0.000
4	由于健康原因不开车/不乘坐公共交通车/乘坐车（与15岁及以前相比）或者需要更多的帮助	-0.062
2	因病住院	-0.090
	体力活动指标（PAC）	
4	不存在由健康导致的活动限制	-0.000
3	坐轮椅（不需要他人推动，自己可控制）/由于健康原因举重、弯腰、上楼梯、上坡有困难或不能尝试/由于健康原因使用拐杖或其他辅助物/有其他体力上的行走限制	-0.060
1	坐轮椅（不能自己控制）/由于健康原因整天或者大部分时间卧床、椅、沙发	-0.077
	社会活动指标（SAC）	
5	不存在由健康导致的社会活动限制	-0.000
4	由于健康原因在一些次要活动（例如休闲）中受限制	-0.061
3	由于健康原因在一些重要活动（主要活动）中受限制	-0.061
2	由于健康原因不参加主要活动，但可以自我照料	-0.061
1	由于健康原因不参加主要活动，且不能自我照料	-0.106
	症状/问题指标（CPX）	
1	死亡	-0.727
2	丧失意识，如癫痫发作（发病）、昏厥或昏迷（失去知觉或神志不清）	-0.407

续表

编号	定义内容	权重
3	脸部、身体、手臂或腿部被大面积烧伤	-0.387
4	疼痛、出血、瘙痒或生殖器自动流出排泄物（不含正常月经）	-0.349
5	学习、记忆或思考存在困难	-0.340
6	上肢、下肢缺失、畸形、瘫痪或骨折，包括戴假肢或支撑架情形	-0.333
7	疼痛、僵直、虚弱、麻木或胸部、腹部（包括疝气、脱肛）两肋、颈部、背部、臀部或任何手、脚等关节不舒服	-0.299
8	大小便时疼痛、有灼烧感、出血、瘙痒或存在其他困难	-0.292
9	胃不舒服、呕吐或排便失控，伴有发烧、寒冷、全身疼痛	-0.290
10	一般的疲劳、虚弱或体重减轻	-0.259
11	咳嗽、气喘、气短，伴有或不伴有发烧、寒冷或疼痛	-0.257
12	感到沮丧、压抑或哭泣	-0.257
13	头痛、头晕、耳鸣，或感觉发烧、神经过敏或颤抖	-0.244
14	面部、身体、手臂或其他部位出现灼烧、瘙痒或充血	-0.240
15	说话困难、口吃、声音沙哑或者不能说话	-0.237
16	单、双眼睛疼痛或不适（充血或发痒），矫正后视物困难	-0.230
17	与年龄和身高不相适应的超重或面部、身体、四肢皮肤缺陷，如伤疤、粉刺、疣、瘀伤或颜色发生变化等	-0.188
18	耳朵、牙齿、下巴、喉咙、嘴唇、舌头疼痛，包括戴永久牙齿套、鼻塞、流涕或听力障碍（包括戴助听器）	-0.170
19	因健康原因服用药物或食用药餐/调养	-0.144
20	戴眼镜（包含隐形眼镜）或使用放大镜视物	-0.101
21	呼吸烟雾或不新鲜的空气	-0.101
22	没有任何症状或问题	-0.000
23	标准症状/问题	-0.257

资料来源：Kaplan, R M , and J. P. Anderson . A general health policy model: update and applications. Health Services Research, 1988, 23 (2): 203.

福利量表构造可以通过 3 个步骤实现：首先是确定行动、体力活动和社会活动的具体指标，构建出反映日常活动功能的三级客观健康指标；其次是构建主观判断的三级症状指标；最后是根据三级指标的严重情况赋予权重。根据 QWB 指标列表，为使用不同的数据，我国研究者们对量表进行适用性调整，并结合相应数据来源形成了不同版本的 QWB 量表。其中，较典型的有赵忠（2005）①、解垩（2009）②、杜本峰（2013）③、丁继红（2017）④ 等根据数据内容构建的新量表版本。这些版本基于 Kaplan 和 Anderson 的原始量表对照中国大型调研数据的特征，灵活地选择和更换了部分可替代的变量维度和测度项，以达到有效利用的目的。

（五）自评健康法

自评健康（Self-Assessed Health，SAH），也称自报健康（Self-Rated Health 或 Self-Reported Health，SRH）和自感健康（Self-Perceived Health）。自评健康主要通过问卷调查的方式向被访者了解他们的健康状况。在多数情况下，自评健康调查展现出来的是五级李克特量表："非常健康""比较健康""一般健康""比较不健康""非常不健康"；也有部分调查采用四级量表："优""良""中""差"；在对自评健康信息和数据进行使用或处理时，也有人简化使用"健康""两者之间""不健康"三级量表甚至是"健康""不健康"两级量表。自评健康具有较强的主观性，在调查时有意模糊化健康指标，以便受访者根据自己对健康的定义来把握自身的健康状态。自评健康也具有全面性，是受访者或评估者根据自

① 赵忠，侯振刚. 我国城镇居民的健康需求与 Grossman 模型——来自截面数据的证据. 经济研究，2005（10）.

② 解垩. 与收入相关的健康及医疗服务利用不平等研究. 经济研究，2009（2）.

③ 杜本峰，王旋. 老年人健康不平等的演化、区域差异与影响因素分析. 人口研究，2013（5）.

④ 丁继红，董旭达. 我国城乡老龄健康：子女的作用有多大？——基于 CHNS 数据的实证研究. 南开经济研究，2017（5）.

己的身体状况和心理认知作出的评价，能够综合反映生理和心理上的健康信息。

（六）身体质量指数法

身体质量指数（BMI）由凯特勒在 19 世纪中期率先提出，用于评定肥胖程度，世界卫生组织也采用该指数作为肥胖程度的分级方法。BMI 的具体算法是体重比上身高的平方，单位为 kg/m^2，对于成人来讲，正常值为 $18.5 \sim 23.9 kg/m^2$。如果 BMI 值在 $24 \sim 27 kg/m^2$ 则会被认为过重；而 BMI 小于 $18.5 kg/m^2$ 则属于过轻；BMI 取值在 $28 \sim 32 kg/m^2$ 被认为属于肥胖，大于 $32 kg/m^2$ 则属于非常肥胖。BMI 也可以用来评价儿童和青少年是否超重。对于老年人来说，体重过重过轻也都会导致一系列伴随而来的健康问题。

除上述所列方法外，测度健康的方法还有健康效用指数（HUI）、五维度指数（EQ-5D）、六维度指数（SF-6D）等，这些方法在英国、美国等国家较常用，在中国由于专项调查较少而尚未普及。

本研究探讨老年人群体的健康状况以及健康不平等问题，主要涉及微观健康测度，常用指标有 QWB 和 SRH。鉴于本文需要评价健康不平等，需要在不同个体间进行比较，所以为了避免由于主观性带来的不可比问题，故选择优势更为明显的 QWB 指标作为老年人健康的测度指标。使用 QWB 作为指标的优点是：（1）它反映了生活质量、身体机能、心理和性格等方面的综合信息，符合世界卫生组织对健康的综合定义，即健康不紧急是身体上没有疾病或者其他不良情况，还包括社会功能的发挥。（2）相对于主观健康评价指标，QWB 具有更强的客观性，这使健康水平能够在不同主体间进行比较，研究健康不平等恰好需要比较不同个体之间的健康水平，所以 QWB 优势明显。（3）世界卫生组织主张健康老龄化，强调了老年人并不是典型的，老龄并不一定意味着依赖，老年人健康人力资本可以为社会经济带来有益的影响。

从福利量表三级指标到二级指标进行计算时，Kaplan 和 Anderson（1988）采用了异权重做法，从二级指标到一级指标（健康福利指数 QWB）进行计算时他们采用了同权重做法。① QWB 作为与健康相关生活质量（Health-Related Quality of Life，HRQOL）的替代指标，可以用于测度健康水平。QWB 评分最常用于描述较大样本的 HRQOL，并为流行病学研究和公共卫生政策提供信息。QWB 的取值在 0 到 1 之间，越接近于 0 表示健康状况越差（死亡），越接近于 1 表示健康状况越好（完全健康）。QWB 指数的计算式为：

$$QWB = 1+MOB+PAC+SAC+CPX \qquad (2.6)$$

其中，MOB、PAC、SAC 和 CPX 分别表示行动指标、身体活动指标、社会活动指标和症状指标 4 个 QWB 维度所属测度项对应的权重，该式可计算出每个个体的健康状况，将该指数在特定群体中求均值则可反映群体的健康状况。

Kaplan 和 Anderson 的 QWB 指标量表包如表 2-1 所示。

第二节　老年人健康不平等的基础理论与测度方法

一、健康不平等的界定

随着学界对不平等问题研究深度和广度的延伸和拓展，健康不平等逐渐成为社会经济学界关注的一个热点问题。近年来，该议题研究已经从简单地分析健康差异转向分析与社会经济地位相关的健康不平等和分析医疗卫生服务利用机会不平等。关于健康不平等问题，需要界定的是什么样的健康不平等是不合理的。与卫生保健相关的资源分配公平问题探讨需要与社会公平理论相结合。社会公平理论的分类有很多，每种理论也有其特定的价值判断，对此，研究者们并没能达成共识。三种典型的社会公平理论包括效用主义、公平主义和自由主义。

---

① Kaplan R M，Anderson J P. A general health policy model：update and applications. Health Services Research，1988（2）：203.

　　效用主义可以被理解成将多数人的最大利益最大化，认为社会最优等同于社会全体成员的效用（基数效用）总和的最大化。这种思想可能接受对少数人的某种损害，虽然避免了对弱势群体扶持的"无底洞"问题，但是并不能保证全部社会成员个体的健康水平最大化。

　　公平主义坚持社会选择必须是公平的原则，认为社会选择应该站在不受独裁的特殊利益集团影响的立场上作出，即应该抛开既得利益后再作出社会选择。公平主义提倡使情况最糟糕的人得到最大利益。这种公平理论不是要求收入等完全平等，但是要求生活最差的人的状况能有所改善。公平主义认为应该向弱势群体提供卫生保健，但这就陷入了"无底洞"。

　　自由主义分为古典自由主义和现代自由主义。古典自由主义提倡最小化政府，认为提供卫生保健服务的社会计划不能给另外一些人造成负担。现代自由主义认为虽然部分自由受到一定程度上的限制，但却能提高效率和对社会总体有好处的情形是可以接受的。

　　健康是一种权利，平等拥有健康成为人类追求的目标之一。同等需要应该得到同等保健，不受收入、地域、种族的影响。① 因此，健康不平等问题需要更多的哲学思考。如果健康存在差异，那么应关注什么样的差异才是可以接受的。描述、分析和解释健康不平等现象是必要的，衡量和评价在什么条件下健康不平等是公平的，则更具研究价值。价值判断并不是经济学的任务之一，但是如果经济学家不去关心价值判断，那社会福利和集体选择将缺少很重要的一部分人的关注，甚至可能让健康不平等问题仅停留在争论阶段，缺少定量分析和具体解决措施。尽管经济学是追求效率的，但在效率和公平之间，经济学始终要作出一个权衡，因为经济学家们知道在一个人性社会中完全效率有时是站不住脚的。因此，选择出不同条件下的效率—公平组合是必要的。

---

　　① 解垩. 与收入相关的健康及医疗服务利用不平等研究. 经济研究，2009（2）.

弱势群体的低健康水平使得人们更加意识到卫生保健与一般商品和服务的差别，许多人主张应该人人同等享有卫生保健，即同等需求应该得到同等保健。但实际上很难界定"需要"，如果按照某种需要进行卫生保健资源的分配则会给经济带来诸多负面的影响。这引发了一系列思考：个体对卫生保健的需求是合适和公平的吗？市场竞争形成的公平和政府干预得到的公平两者该如何组合？如果对弱势群体的投入是个无底洞，这样做是合理的吗？对社会中其他群体是公平的吗？这种使用社会资源的行动符合特定国家和地区的社会选择机制吗？

为了回答这些问题，研究者们对健康不平等进行了分类探讨。在影响健康不平等的因素中，有许多因素是不受政策影响的，例如年龄等。如果两个国家或地区的年龄结构不一样，则两国居民的健康水平自然存在差异，这并不一定是不可接受的健康不平等。可见，并不是所有的不平等都是不公平的。卫生保健服务利用的机会不平等也存在类似的问题。通常情况下，由选择偏好导致的健康差异被认为是合理的。因此，在分析健康不平等之前，修正需求是非常重要的。首先要找到影响健康不平等的因素，其次要站在一定的立场上判断这些影响不平等的因素是不是合理的，最后再决定对不公平的影响因素进行干预。

实际上，人们的共识是，健康不平等分为公平的健康不平等和不公平的健康不平等，健康的自然差异通常被认为是公平的，非自然的或由社会经济制度等导致的健康差异则是不公平的。效率和公平是经济学讨论的重要话题。以成本—效益分析的结果往往是提高效率的，但是这通常会导致收入分配的变化，其趋势是使少数人成为获利更多的人。社会关注的公平问题通常是不同收入人群中获益者和受损者的分布是否均衡。在解决公平问题上，结果往往体现政策制定者对公平问题的看法，为了尽可能解决公平问题，政策制定者往往给予低收入者更大的分配权重，但这种权重更多的是基于政策制定者的主观判断给出的。

Lennart, et al.（1998）认为健康不平等既包括可避免的、不公平的健康差异，即所谓的健康不公平，又包括不可避免的健康差异。①Lowe（1996）较早提出，健康不平等是指由于各种制度、社会等非生理原因造成的对人类基本可行能力的剥夺，是一种因为个体实质性自由丧失而形成的能力被剥夺的现象。②Wagstaff（2002）将健康不平等区分为纯粹的健康不平等和社会经济健康不平等，其中前者是指一个国家或地区在一定时期内，总体人群健康分布的差异，并不考虑社会经济因素对人群健康的影响；后者是指一个国家和地区在一定时期内，不同社会经济地位人群的健康分布差异，这种健康不平等与社会经济因素有关，是可以避免和消减的。Braveman（2006）③和Gakidou, et al.（2000）④研究认为健康不平等是健康风险不平等，地位低的人比地位高的人面临更大的健康风险，这种风险差异是健康不平等的根源，风险差异体现在个体上，就是健康水平差距。本研究所指的健康不平等是与收入相关的健康不平等。在诸多健康不平等问题中，与收入相关的健康不平等是社会学家和经济学家最关心的问题之一，因此本研究重点关注与收入相关的健康不平等。近年来，医疗服务利用的机会不平等逐渐成为学术界关注的热点，健康不平等分为健康机会不平等和健康结果不平等，本研究侧重于讨论健康结果不平等。

二、健康不平等的一般形成机理

一般而言，人们在健康的需求上不会存在选择偏好，每个人都希望自己健康。但是，不同个体在健康生产过程中面临有差异

① Lennart, et al. "Healthometer"—An Instrument for Self-Distributed Health Screening and Prevention in the Population. Journal of Medical Systems, 1998（5）：339.

② Lowe. Gravity Model Applications in Health Planning: Analysis of An Urban Hosptital Marke. Journal of Regional Science, 1996（3）：437.

③ Braveman, P. Health Disparities and Health Equity: Concepts and Measurement. Annu Rev Public Health, 2006（1）：167.

④ Gakidou E E, et al. A framework for measuring health inequality. Health Systems Performance Assessment, 1999（8）：700.

的约束条件，这导致人们最终做出的健康行为选择存在差异，从而导致健康结果存在差异。无论是常规需求还是治疗需求，个体对健康进行投资或者对医疗服务进行购买的行为受到的约束是不同的，这些约束从单一角度出发可以总结为与收入相关约束。因为收入不同，他们在健康方面的投入是异质的，这就导致健康结果存在与收入相关的健康差异。根据上文分析，我们把这种差异称为健康不平等。

老年人健康不平等的形成因素不仅包括直接影响健康的因素，还包括间接影响健康的因素。其中，直接因素可以参考健康生产函数进行分析，涉及人口学特征、社会经济地位、医疗卫生因素和老年生活状况等；间接因素则包含了各种可能影响健康投资行为的制度因素，如医疗保险、养老保险和老年人和穷人救助计划等。为了便于分析，本研究根据现有的思路将影响老年人健康不平等的因素主要划分为人口学特征、社会经济地位、医疗卫生因素和老年生活状况4个维度。同时，为了系统地研究老年人健康不平等问题，本研究将直接和间接影响老年人健康的因素结合起来做综合分析，探索它们对老年人健康不平等的作用机理。

（一）人口学特征

通常，男性的预期寿命比女性的预期寿命更短，但在老年阶段，男性健康状况通常比女性健康状况更好，这意味着老年人健康存在性别不平等现象。但关于哪种性别根据有健康优势，学术界并没有形成共识。老年人健康的性别不平等问题一直以来都备受关注，对老年人健康不平等的性别差异可以从社会分工、人力资本投资等多个方面进行机制解释。一种观点认为，女性比男性更具有健康优势。因为女性往往具有更高的健康意识。同时，她们所承受的社会压力、家庭压力和职业强度也普遍小于男性，这使她们更不容易成为疾病的目标。[1] 而另一种观点则认为男性比

---

① Bakkeli N Z. Income inequality and health in China: A panel data analysis. Social Science & Medicine, 2016 (157): 39.

女性更具有健康优势。因为女性比男性承担更多的家庭劳动、生育任务等，她们通常是家务劳动的主力。① 教育投资的男孩偏好也会使得女性老年人因为教育投资的积累效应导致老年阶段的健康处于不利地位。

Willianms（1997）指出，人们大多会同意每个人都应被赋予一定水平质量的正常寿命。这个观点隐含了按照年龄进行卫生保健分配的原则，这被称为"公平击球机会"提议。假设一个年轻人和一个老年人都患上了相同的致命疾病，每人需要相同的费用治疗，以获得相同的质量生命年。那么在资源稀缺的情况下，"公平击球机会"则暗示年轻人应该得到优先治疗，因为老年人在年轻时已经获得了"公平击球机会"。老年人是多种慢性病的高发群体，对于这部分群体，医院可能会选择"慢病急治"，延长住院时间，从而增加医院的营业收入。随着年龄增加，健康生产服务的边际收益递减使老年人在卫生保健服务中处于不利地位。根据健康的生命周期规律，随着年龄增长，老年人的健康水平逐渐下降，老年人之间的健康差异空间逐渐缩小，于是健康不平等指数也会相应减小，这种效应可称之为健康不平等的"老化效应"或者"年龄效应"。根据"老化效应"，老年人之间的健康不平等会集中在低龄老年阶段。老年人的健康折旧率较高，在老年时期健康差异可以被明显地观察到。

另外，婚姻对健康具有保护作用，婚姻状态的差异导致健康差异。婚姻对健康不平等的影响是通过社会支持和情感支持实现的，婚姻对老年人健康不平等的影响还受到社会支持的强化。任强和唐启明（2014）的研究显示，配偶是决定幸福感的关键，无论是否与亲属同住，丧偶或配偶不在身边的老人抑郁程度均较高。他们的研究认为独立生活的老年夫妇与在三代家庭生活的幸福感较强。无论是只与成年子女还是孙子女一起生活，二代家庭户格局均降低了老年人的精神健康水平。独居或与其他亲属同住的老年人，情感健

---

① 刘岚，陈功. 我国城镇已婚妇女照护父母与自评健康的关系研究. 人口与发展，2010（5）.

康状况较差，但与非亲属同住的老年人幸福感最强，不存在抑郁问题。①

（二）社会经济地位

世界卫生组织 2016 年发布的《关于老龄化与健康的全球报告》指出，社会经济资源禀赋差异导致的健康不平等将长期积累，并最终形成老年人内在能力和功能发挥方面的差异。② 社会经济地位对老年人健康不平等影响的解释机制主要有社会因果论和健康选择论。根据前文分析，健康不平等是由于社会经济因素导致的健康分布不均，其解释机制是：因为不同社会经济阶层的人群拥有不同的社会资本和经济能力，他们在获得健康和实行健康投资行为的时候选择的机会是不同的。社会资本通过增加借贷金额，提高家庭对医疗资源的获取能力来提高健康水平，所以，社会资本对健康不平等具有缓解的作用。

健康不平等的本质是健康生产函数的约束条件存在不合理的差异。这种差异在穷人和富人之间尤其明显，例如穷人缺少相应的医疗保险，他们的医疗卫生费用占收入比重往往更高。穷人和富人在健康投资行为上存在较大的差异，主要表现为收入和闲暇的投入约束存在差异，在效用相同的情况下，穷人更倾向于收入，富人更倾向于闲暇，可用图 2-2 表示两者之间的收入-健康偏好差异。

收入和收入差距是社会经济问题分析的基础命题，健康不平等问题正是在收入和收入差距问题基础上衍生出来的。收入的增加对偏好和约束产生影响，使卫生保健投入组合发生变化，这些变化将传递到健康结果上，形成不同人群之间的健康差异。随着医疗技术的应用，医疗成本不断上升，富人通常可以先使用新的医疗技术来防治疾病和失能，而穷人则不能。所以，与收入相关

① 任强，唐启明．中国老年人的居住安排与情感健康研究．中国人口科学，2014（4）．
② 世界卫生组织．关于老龄化与健康的全球报告．https：//www.who. int/ageing/publications/world-report-2015/zh/．

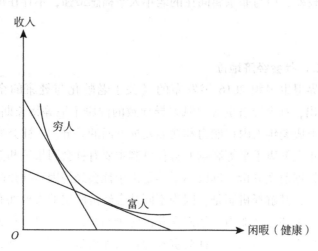

图 2-2　穷人和富人的相对无差异曲线对比

的健康不平等形成的一条路径是富人比穷人更可能利用先进的技术和先进的医疗手段使自己处于更好的健康水平。收入差距对健康不平等的影响机制是通过减少低收入家庭的医疗资源配置从而强化健康不平等。

　　收入差距的扩大对健康不平等具有扩张作用。收入和收入差距对健康不平等的影响存在增长效应、收入效应、流动效应和积累效应，使生命历程中经历的与收入相关的健康不平等在老年阶段凸显出来。经济学界提出健康不平等的相对剥夺假说、收入贫困假说和绝对收入假说，并对这些假说进行实证研究。

　　解释教育影响健康的理论主要有 2 种：一是迈克尔·格罗斯曼（Grossman，1972）的健康需求理论，该理论将教育置于中心位置，主张一个受到良好教育的人能更有效地提高自己的健康状况；① 二是富克斯（Fuchs，et al.，1982）的教育贴现率观点，他认为追求更多教育的人贴现率往往是很低的，高贴现率的人往往乐于接受即

----

　　① Grossman M. On the Concept of Health Capital and the Demand for Health. Journal of Political Economy, 1972 (2)：223.

付项目，认为这在健康投资上是一致的。① 总体上，关于教育对健康影响的实证研究大多数是支持教育能够让一个人成为自己健康的更有效的生产者的。教育通过影响健康行为来影响健康结果，健康行为存在差异所以健康结果存在差异，于是就产生了健康的教育不平等问题。更高的受教育程度往往能带来更高水平的健康结果。通常情况下，教育对健康不平等的影响是非线性的，当教育程度较低时，健康水平较差，教育水平较高的人健康水平相对更高，这可能与受教育程度高的人更注重自我健康有关。教育能够提高认知能力，防止中老年人智力退化，降低部分老年精神和智力疾病的发生率。受教育程度高的群体往往需要承担更多更难的工作职责，导致其心理压力更大，从而影响到健康水平，可见，受教育程度对健康不平等的影响是非线性的。

职业类型和城乡、社会流动对老年人健康不平等的影响。体力劳动者和职业层次低的群体面临劳损、久坐、压力、生活工作条件不良、社会孤立等诸多风险，因此往往比脑力劳动者具有更低的健康水平，在身体健康方面表现得尤为明显。同时，社会职业地位低的群体应对这些风险能力更弱。如，农民工群体从事的往往是高危行业，工作环境更差，工作时间更长，工作强度更大，闲暇时间更少，健康投入更低，因此健康水平更低。当然，非农职业的人在绝大多数年份并不一定比农民更健康，而农民工群体往往较纯粹的农民群体健康状况更差。从城乡对比看，农村人口拥有更少的卫生保健资源，在获取同等的卫生保健服务时他们需要付出更多的时间和路程成本。进城务工人员从农村流动到城市务工，他们付出了更多的劳动和迁移成本，部分人无意将健康作为流动的代价。从社会阶层流动看，社会流动性与健康的关系体现在社会选择上，健康问题导致向下的社会流动，而向上的社会流动往往需要个体在认知能力、心理和智力上具有良好的健康状态。

---

① Fuchs, et al. Schooling and health: The cigarette connection. Journal of Health Economics, 1982 (3): 1.

（三）医疗卫生因素

政府实施医疗卫生政策的理论依据是克服市场失灵带来的影响。政府干预是解决公共卫生服务市场失灵的重要方法和手段。为了解决市场逐利性存在的缺陷，需要政府出台一系列有助于公共产品和服务提供的计划和措施，所以在很多国家，政府在卫生保健供给中占主导地位。例如，美国的老年医疗保险计划和穷人医疗救助计划就是政府组织来为老人和穷人提供卫生保健服务的。各界对医疗卫生的特殊性基本达成共识。作为特殊的公共产品和公共服务，医疗卫生服务的供给模式需要独特的设计。因此在很多国家，政府是提供公共医疗卫生服务的主要主体，而市场则通常作为医疗卫生服务的补充。国民健康是卫生部门提供公共卫生服务的出发点和目标，但中间产品才是政策制定者和人们所关心的，这个过程中最重要的是控制成本，因为"通货膨胀"在医疗卫生领域表现得更为明显。尽管人们一直在控制卫生保健的成本，但是医疗卫生成本仍然不可避免地"过高"。政府政策中的很大一部分是专门为改善贫困人口或老年人群体健康水平而制定的。但许多政策的受益者却不是穷人和老人。如美国未被保险者中，大多数是因为健康保险费太贵而未入保。这种穷人并不受益的计划引起的理论问题常常使这些政策的合理性遭到质疑。

公共保险是如何影响健康不平等的？根据兰德健康保险试验（Rand Health Insurance Experiment）的数据，消费者直接支付的保健费用越低，卫生保健变得越廉价，他们消费的保健服务越多。[1]多数国家的政策以在政府承担合理费用的基础上为所有国民提供一个最低水平的卫生服务为目标，其中包括对儿童、老年人和残疾人等重点弱势群体提供的"应该得到的服务"，政策一般具有倾向性。但是，这样的政策目标并不是都能达到预期效果。公共医疗保险对健康不平等的影响具有双向性：一方面，医疗保险可以增加低收入群体的医疗服务利用率，降低"有病不治"和"小病拖成大

---

[1] 舍曼·富兰德，艾伦·古德曼，迈伦·斯坦诺. 卫生经济学. 北京：中国人民大学出版社，1993.

病"的概率，还可以降低未来医疗支出的不确定性，减少预防性储蓄，增加消费和改善营养摄入，这有利于缓解健康不平等；但另一方面，在医疗资源配置不均、低收入群体医疗服务可得性较低的情形下，高收入者往往可以通过保险制度享受更好的医疗服务并获得更多的医保基金补偿，出现"穷人补贴富人"情形。

医疗服务可及性对健康不平等的影响。已有研究表明，健康不平等有很重要的部分来源是医疗卫生保健方面的不平等。[①] 医疗资源配置越均衡、医疗资源的价格越为大多数人能承担，健康的不平等程度就越低。如果出现制度性因素导致资源价格扭曲或者支付环节产生供需错位，将加剧健康不平等。因此，医疗服务可及性（Healthcare Access）对健康不平等的影响是至关重要的。医疗可及性主要指价格可接受性、距离便捷性、资源可利用性、主观可接受性和匹配性等。如果医疗服务的价格过高，则会将低收入群体排除在外。当医疗机构距离过远，低收入群体需要付出更多的时间和努力程度去获取医疗服务时，在预算约束下，部分低收入群体可能会"放弃治疗"。

（四）老年生活状态

居住安排、家庭照护、社会支持和精神慰藉等因素都是老年人健康的影响因素，这些因素在老年人之间分布不均，会导致老年人之间的健康不平等。养老安排涉及老年人的食宿、生活来源、社会功能发展等方面。一般情况下，食宿无忧、生活来源稳定充足和社会功能得到发挥对老年人健康产出有正向影响。同住同食、有相同或相似生活支持以及同时正常发挥社会功能的老年人之间的健康差异会缩小。积极的生活状态通常有助于提高健康水平：一是缓解压力带来更多有益的社会交往，在精神慰藉和社会支持方面享受到更多有利于健康的好处；二是社会交际可能带来更多的健康信息；三是令人满意的社会关系给重新评估健康行为的风险提供了理由。能

---

① Wagstaff, et al. Chapter 34 Equity in health care finance and delivery. Handbook of Health Economics, 2000.

够克服消极的生活状态的人群，往往比其他群体更为健康。在吸烟、酗酒、吸毒、锻炼等方面更能够控制自己的人，他们大多会主动去选择健康投资行为，如爱好锻炼身体、喜欢营养丰富的食物、喜欢心情愉快、喜欢好的仪表、喜欢健康的生活方式，也往往更愿意、更有能力为健康管理而支付。宋月萍、张涵爱和李龙（2015）发现，老年文娱活动对留守老人的健康状况具有显著的正向影响，其对于老人健康的促进作用除了活动有益于强身健体，还得益于其自我调节效应和社会支持效应。① 根据现有研究，老年人生活方式往往是社会经济地位对老年人健康不平等实现影响的中介因素，但是这种中介作用并不是绝对的，通常需要进行综合分析。

三、健康不平等的测度

（一）健康基尼系数

洛伦茨曲线（Lorenz curve）与基尼系数（Gini coefficient）是经济学中评价收入或财富分布平等性的基础工具。基尼系数在不平等问题研究中应用广泛，尤其是在收入不平等研究领域。健康经济学家将洛伦茨曲线和基尼系数原理用于评价健康平等问题，使健康基尼系数成为最基本的健康差异测度工具。具体做法是：以健康指标累计百分比作为纵轴，以按健康程度排序后的人口累计百分比作为横轴，联合纵轴和横轴作图，即得到衡量健康水平差异的洛伦茨曲线（图2-3），相应的用于衡量健康差异的健康基尼系数等于健康洛伦茨曲线与对角线之间形成的面积除以对角线下方面积，即图中的 A/（A+B）的值。洛伦茨曲线越弯曲，A 部分面积越大，B 部分面积越小，说明所测群体的健康差异越大。

（二）健康集中指数

健康基尼系数描述了所测群体中不同个体之间的健康差异，但这无法满足社会学家和经济学家对健康不平等问题研究的需要。因

---

① 宋月萍，张涵爱，李龙. 留守、"广场舞"与健康福利——老年文娱活动健康促进作用分析. 人口与发展，2015（5）.

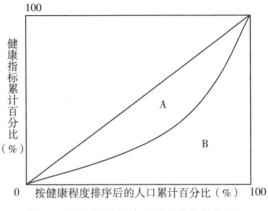

图 2-3　用于评价健康差异的洛伦茨曲线

此，社会学家和经济学家陆续开发了各种健康不平等测度方法，主要包括极差法、基尼系数、差异指数、泰尔指数、集中系数、Atkinson 指数、Kakwani 指数等。Wagstaff, et al.（2003）指出，第一代与社会经济因素相关的健康不平等指数的构建思路主要源于收入不平等的测度方法。① 但是这些指数并未能满足健康不平等问题的研究的要求，因为与收入相关的健康不平等比与生物遗传因素相关的健康差异更具有社会寓意（Braveman 等，2006）。② 集中指数在度量与社会经济相关的健康不平等方面备受青睐。

集中曲线是改进的基尼系数方法，由 Wagstaff 等人最先提出，从多维度视角分析不同社会经济特征人群的健康状况分布差异。③④ 一

①　Wagstaff, et al. On decomposing the causes of health sector inequalities with an application to malnutrition inequalities in Vietnam. Journal of Econometrics, 2003（1）：207.

②　Braveman. Health Disparities and Health Equity: Concepts and Measurement. Annu Rev Public Health, 2006（1）：167.

③　Andrew M. Inequality Briefing-Defining and Measuring Inequality. Briefing Paper, 2002（3）.

④　Mark, et al. Measuring Income Related Inequity in Health Within General Practices. Centre for Health Economics, Technical Paper, 2001（22）.

般用收入水平、受教育程度、职业层次等变量来度量社会经济地位。借鉴基尼系数分析思路，集中指数以集中曲线为基础，集中曲线坐标由两条百分比轴线相连接而成：横轴是按照社会经济地位从低到高排序的人数累计百分比，纵轴是与社会经济地位顺序相对应的健康状况。与洛伦茨曲线与基尼系数同理，集中曲线与集中指数也具有绝对公平参考线，即两个坐标的45度夹角线，通过健康指标的"正功效"和"负功效"特点以及集中指数的相对位置来评价公平程度。

集中指数的几何含义是集中曲线和公平线间面积的2倍，其数学表达式为：

$$C = 1 - 2\int_0^1 L_h(p)\,\mathrm{d}p \qquad (2.7)$$

表达式中，C表示集中指数，L表示集中曲线。当集中曲线和公平线完全重合时，C等于0，此状态为绝对公平；当L处于公平线上方时，C小于0，此时如果健康指标具有"负功效"，说明弱势群体健康状况更差；当L处于公平线下方时，C大于0，此时如果健康指标具有"正功效"，说明强势群体健康状况更好。

为了更方便操作，借鉴Wagstaff（2003）[1]的做法，将集中指数转化成离散型的表达式：

$$C = \frac{2}{n\mu}\sum_{i=1}^n y_i R_i - 1 \qquad (2.8)$$

在此，μ表示群体健康水平的均值，y_i表示第i个人的健康程度，R_i表示第i个人的收入分位值排名，其计算式为：

$$R_i = \frac{i - 0.5}{n} \qquad (2.9)$$

（三）健康不平等测度方法的选择

社会学家和经济学家对与社会经济地位相关的健康不平等兴趣

[1] Wagstaff, et al. On decomposing the causes of health sector inequalities with an application to malnutrition inequalities in Vietnam. Journal of Econometrics, 2003 (1): 207.

颇深，因此不同形式的与社会经济相关的健康不平等指数陆续被开发出来，在衡量社会经济地位时，学界通常用收入作为度量指标。这些与社会经济地位相关的健康不平等指数的一般表达式为：

$$I = v^1(F_{H,\ F_Y}) = v^{w1}(F_H)\ v^{AC}(F_{H,\ F_Y}) \tag{2.10}$$

其中：$v^{w1}(F_H)$ 是特定形式的等级依赖指数的加权函数；$v^{AC}(F_{H,\ F_Y})$ 是绝对集中指数。健康不平等指数由上述两部分联合构成。绝对集中指数为 H 和 F_Y 协方差的 2 倍，其表达式是：

$$AC = v^{AC}(F_{H,\ F_Y}) = 2\mathrm{cov}(H,\ F_Y) \tag{2.11}$$

绝对集中指数的等级依赖指数加权函数等于 1，即：

$$v^{\omega AC}(F_H) = 1 \tag{2.12}$$

集中指数的等级依赖指数加权函数等于样本健康均值的倒数：

$$v^{wCI}(F_H) = \frac{1}{\mu_H} \tag{2.13}$$

选择不同的等级依赖指数加权函数就意味着不同的价值判断，它代表对健康不平等指数的选择偏好。当所关注的健康变量既有上界 b_H 又有下界 a_H 时，健康不平等指数因选择不同的加权函数变得更加复杂（Kjellsson et al.，2015）。[①] 对于这样的健康变量，健康的状态可以表示为达标（$H - a_H$）和不足（$b_H - H$），其选择会影响集中指数的值。对加权函数进行调整后可以确保临界问题不对权重产生影响，这组调整权重的函数表达式分别为 $v^{wEI}(F_H)$ 和 $v^{wWI}(F_H)$：

$$v^{wEI}(F_H) = \frac{4}{b_H - a_H} \tag{2.14}$$

$$v^{wWI}(F_H) = \frac{b_H - a_H}{(b_H - \mu_H)(\mu_H - a_H)} \tag{2.15}$$

Erreygers 指数 EI 是针对有界健康变量的调整绝对指数，而 Wagstaff 指数 WI 的潜在价值判断则更为复杂。还可通过定义加权

---

① Kjellsson, et al. Lies, Damned Lies, and Health Inequality Measurements: Understanding the Value Judgments. Epidemiology, 2015 (5): 673.

函数，使指数不随有界健康变量的达标或不足的等比变化而变化。
这组加权函数表示为：

$$v^{w\text{ARCI}}(F_H) = \frac{1}{\mu_H - a_H} \tag{2.16}$$

$$v^{w\text{SRCI}}(F_H) = \frac{1}{b_H - \mu_H} \tag{2.17}$$

其中，达标相对集中指数的权重函数为 $v^{w\text{ARCI}}(F_H)$；不足相对集中指数的权重函数为 $v^{w\text{SRCI}}(F_H)$。

选择不同的加权函数即将得到不同的健康不平等指数，但至于选择哪个指数是最好的，目前学界并没有达成共识。因此，学者们在多项研究中对不同的指数进行同时分析。常用的 6 种健康不平等指数表达式主要有：

$$AC = v^{\text{AC}}(F_{H,\,F_Y}) = 1 \cdot 2\text{cov}(H,\,F_Y) \tag{2.18}$$

$$CI = v^{\text{CI}}(F_{H,\,F_Y}) = \frac{1}{\mu_H}2\text{cov}(H,\,F_Y) \tag{2.19}$$

$$EI = v^{\text{EI}}(F_{H,\,F_Y}) = \frac{4}{b_H - a_H}2\text{cov}(H,\,F_Y) \tag{2.20}$$

$$WI = v^{\text{WI}}(F_{H,\,F_Y}) = \frac{b_H - a_H}{(b_H - \mu_H)(\mu_H - a_H)}2\text{cov}(H,\,F_Y) \tag{2.21}$$

$$ARCI = v^{\text{ARCI}}(F_{H,\,F_Y}) = \frac{1}{\mu_H - a_H}2\text{cov}(H,\,F_Y) \tag{2.22}$$

$$SRCI = v^{\text{SRCI}}(F_{H,\,F_Y}) = \frac{1}{b_H - \mu_H}2\text{cov}(H,\,F_Y) \tag{2.23}$$

根据以往研究经验，Erreygers 指数（EI）和 Wagstaff 指数（WI）的应用较为广泛，故本研究用 EI 和 WI 来衡量老年人健康不平等情况。EI 和 WI 的具体计算公式为：

$$EI(h \mid y) = \frac{1}{n}\sum_{i=1}^{n}\left[\frac{4h_i}{(h_{\max} - h_{\min})}(2R_i - 1)\right] \tag{2.24}$$

$$WI(h \mid y) = \frac{1}{n}\sum_{i=1}^{n}\left[\frac{(h_{\max} - h_{\min})h_i}{(h_{\max} - \bar{h})(\bar{h} - h_{\min})}(2R_i - 1)\right] \tag{2.25}$$

式中，h 为老年人的健康水平，此处为 QWB 得分；$\bar{h}$ 为老年人群体的平均健康水平；y 为老人所在家庭的人均收入；R_i 为家庭人均收入在总样本中的排序。WI 和 EI 的取值在 [−1，1] 之间，当取值在 [−1，0)（或（0，1]）时，说明存在利于低（高）收入老年群体的健康不平等，WI 和 EI 的绝对值越大，不平等程度越深。

第三章 中国老年人健康不平等状况及其变化趋势

第一节 数据来源与数据处理

一、数据来源

研究数据来自中国老年健康影响因素跟踪调查，原名为中国老人健康长寿影响因素跟踪调查，英文简称 CLHLS。该调查由北京大学健康老龄与发展研究中心和国家发展研究院组织进行，调查范围覆盖全国 23 个省（直辖市、自治区），包括辽宁、吉林、黑龙江、河北、北京、天津、山西、陕西、上海、江苏、浙江、安徽、福建、江西、山东、河南、湖北、湖南、广东、广西、海南、四川和重庆。CLHIS 的调查对象为 65 岁及以上老年人和 35~64 岁成年子女，调查问卷分为存活被访者问卷和死亡老人家属问卷两种。存活被访者问卷的调查内容包括老人及家庭基本状况、社会经济背景及家庭结构、经济来源和经济状况、健康和生活质量自评、认知功能、性格心理特征、日常活动能力、生活方式、生活照料、疾病治疗和医疗费承担情况；死亡老人家属问卷的调查内容包括死亡时间、死因等内容。CLHLS 分别于 1998、2000、2002、2005、2008、2011、2014 年进行了 7 次调查，调查区域的人口约占全国总人口的85%，样本数据的代表性优势明显。初始调查年龄在 80 岁以上，自 2002 年以来项目调查范围扩展到 65 岁及 65 岁以上的人群。根据我国进入老龄化的时间节点和数据规模需求，本研究选择 2002 年以来的调查样本进行分析，该数据集包含了 2002 年以来每个调查年度的截面数据和 2002—2014 年的跟踪调查样本，数据集结构如表 3-1 所示。

表 3-1 　　CLHLS（2002—2014）数据集样本含量结构

年份	当年总样本	跨年连续调查样本（人）	当年城镇样本（连续）	当年农村样本（连续）
2002	16064	—	7394（—）	8670（—）
2005	15638	8175（2002—2005）	6980（3387）	8658（4337）
2008	16954	4191（2002—2008）	6661（1167）	10293（1897）
2011	9765	2513（2002—2011）	4620（582）	5145（737）
2014	7192	1681（2002—2014）	3212（331）	3980（332）

注：根据中国老年健康影响因素跟踪调查简介资料整理。

同时根据研究需要，本研究还嵌入了部分宏观数据，主要包括 GDP、人口等数据，来源为 EPS 数据平台。

二、数据处理

为测度老年人健康水平，本研究参考了赵忠（2005）[1]、解垩（2009）[2]、杜本峰（2013）[3] 和丁继红（2017）[4] 等学者的方法将 QWB 量表和 CLHLS 调查数据进行对照编码，从而根据 QWB 计算公式得到 QWB 得分。其中，QWB 量表和 CLHLS 数据对照编码的情况如表 3-2 所示。在此需要说明的是，虽然根据这些经验计算的

---

① 赵忠，侯振刚. 我国城镇居民的健康需求与 Grossman 模型——来自截面数据的证据. 经济研究，2005（10）.

② 解垩. 与收入相关的健康及医疗服务利用不平等研究. 经济研究，2009（2）.

③ 杜本峰，王旋. 老年人健康不平等的演化、区域差异与影响因素分析. 人口研究，2013（5）.

④ 丁继红，董旭达. 我国城乡老龄健康：子女的作用有多大？——基于 CHNS 数据的实证研究. 南开经济研究，2017（5）.

QWB 得分可能会因减少了测度项而存在高估老年人健康水平的风险，但是此时的 QWB 得分依然能从一定程度上捕捉到老年人健康水平的客观信息。

表 3-2　　**QWB 量表与 CLHLS 数据题号对照编码情况**

编号	定 义 内 容	题号
	行动指标（MOB）	
5	不存在由健康导致的行动限制	G13
4	由于健康原因不开车/不乘坐公共交通车/乘坐车（与15 岁及以前相比）或者需要更多的帮助	E4、E14
	体力活动指标（PAC）	
4	不存在由健康导致的活动限制	G83
3	坐轮椅（不需要他人推动，自己可控制）/由于健康原因举重、弯腰、上楼梯、上坡有困难或不能尝试/由于健康原因使用拐杖或其他辅助物/有其他体力上的行走限制	G9、G11、E11-E13
	社会活动（SAC）	
5	不存在由健康导致的社会活动限制	E1
4	由于健康原因在一些次要活动（例如休闲）中受限制	E6-E8
3	由于健康原因在一些重要活动（主要活动）中受限制	E2-E3
2	由于健康原因不参加主要活动，但可以自我照料	E3
1	由于健康原因不参加主要活动，且不能自我照料	E1-E3、E6、E9-E10
	症状/问题指标（CPX）	
5	学习、记忆或思考存在困难	C54-C55、G15O1
6	上肢、下肢缺失、畸形、瘫痪或骨折，包括戴假肢或支撑架情形	C55
8	大小便时疼痛、有灼烧感、出血、瘙痒或存在其他困难	E5、G15B1、G15S1

续表

编号	定 义 内 容	题号
12	感到沮丧、压抑或哭泣	B23-B24、B26
18	耳朵、牙齿、下巴、喉咙、嘴唇、舌头疼痛，包括戴永久牙齿套、鼻塞、流涕或听力障碍（包括戴助听器）	C55、G22、H1
22	没有任何症状或问题	—

注：笔者参考赵忠（2005）、解垩（2009）、杜本峰（2013）和丁继红（2017）等学者的表综合整理得到。

考察不同经济发展水平下老年人健康水平和健康不平等状况的分布，有助于了解老年人健康水平、健康不平等状况与经济发展之间的关系。各地区经济发展水平的主要衡量指标是GDP，在此用调查样本省（直辖市、自治区）的人均GDP作为经济发展水平的评价指标，将各省（直辖市、自治区）按照每年的人均GDP排序，分成高、中、低3个组别。通过分析健康和健康不平等在不同人均GDP组别之间的分布情况，可以从一定程度上把握不同经济发展水平地区老年人的健康和健康不平等的分布特征。

根据表3-3中的排序，将1~7、8~15、16~22分别定义为高、中、低GDP地区，并将经济发展水平排名分组数据按照省（直辖市、自治区）嵌入到微观数据库中使用。从表中排名可以看出，分组发生变化的省份主要有山西省、辽宁省、福建省、山东省和陕西省，大部分省（直辖市、自治区）的人均GDP排名分组基本保持稳定。

表 3-3　　　　CLHLS 调查省市区各年人均 GDP 排名

年份 调查地区	2002	2005	2008	2011	2014
北京	2	2	2	2	2
天津	3	3	3	3	1

续表

年份 调查地区	2002	2005	2008	2011	2014
河北	11	10	10	11	14
山西	14	13	13	16	17
辽宁	7	9	8	7	6
吉林	12	12	11	10	10
黑龙江	10	11	12	15	15
上海	1	1	1	1	3
江苏	6	6	5	4	4
浙江	4	4	4	5	5
安徽	20	21	22	21	20
福建	8	7	9	9	8
江西	21	19	19	19	21
山东	9	8	7	8	9
河南	17	16	16	18	18
湖北	13	14	15	12	13
湖南	16	17	18	17	16
广东	5	5	6	6	7
广西	22	22	21	22	22
重庆	15	15	14	13	11
四川	19	20	20	20	19
陕西	18	18	17	14	12

数据来源：笔者分类整理，由于 CLHLS 调查中海南省数据样本较少，且存在缺失，故将其剔除。

第二节 中国老年人健康水平及变动情况

一、老年人健康分布概况

根据 QWB 计算公式得到 2002—2014 调查年份总样本和各地区子样本的老年人健康水平分布情况。从总样本看，老年人健康水平除 2008 年比 2005 年低 0.0036 外，在其他年份均呈上升趋势，这说明了老年人平均健康水平随着时间变化是提高的，符合经济社会发展的规律。总样本老年人健康水平的变化趋势如图 3-1 所示。

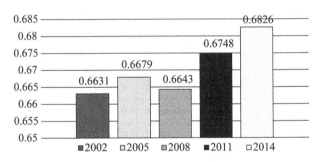

图 3-1 总样本老年人健康得分（QWB）的分布趋势

其中，2008 年，老年人健康得分在调查年份趋势中呈"塌陷"分布，可能的解释是金融风暴对健康产生影响。金融风暴卷席期间，尽管国家采取了一系列积极应对政策，但也难免微观个体和家庭受到一些冲击，包括遭遇收入降低、下岗失业、医疗筹资困难、心理状态不佳等经济和非经济方面的影响。这些影响可能导致老年人主观和客观上的健康水平处于整体较低的位置。

从地区样本看，调查年份老年人健康水平在不同省（直辖市、自治区）的分布有升有降，并且存在明显的地区差异。具体而言，以 2002 年为基础，2014 年老年人健康得分在河北省、黑龙江省、安徽省和陕西省有所下降，而在其他调查地区的变化均为上升；无论上升或下降，各地区老年人健康水平在 2002—2014 年间的变化趋势均存在波动，波动的幅度最小为 0.0001、最大为 0.0584，平均波动为 0.0153。具体变化趋势如表 3-4 所示。

表 3-4　老年人 QWB 健康得分在 2002—2014 年间的均值分布趋势

年份\调查地区	2002	2005	2008	2011	2014
北京	0.6529	0.6716	0.6372	0.6386	0.6706
天津	0.6547	0.6463	0.6412	0.6499	0.6552
河北	0.6699	0.6454	0.6313	0.6695	0.6650
山西	0.6137	0.6514	0.6740	0.6374	0.6554
辽宁	0.6353	0.6583	0.6218	0.6489	0.6561
吉林	0.6522	0.6649	0.6509	0.6715	0.6881
黑龙江	0.6660	0.6504	0.6479	0.6358	0.6467
上海	0.6634	0.6529	0.6432	0.6492	0.6660
江苏	0.6705	0.6664	0.6762	0.6827	0.6805
浙江	0.6634	0.6989	0.7307	0.6723	0.6855
安徽	0.6494	0.6383	0.6444	0.6296	0.6404
福建	0.6517	0.6560	0.6250	0.6648	0.6571
江西	0.6594	0.6620	0.6562	0.6626	0.6651
山东	0.6397	0.6507	0.6454	0.6607	0.6594
河南	0.6499	0.6511	0.6308	0.6684	0.6669
湖北	0.6568	0.6580	0.6529	0.7025	0.7173
湖南	0.6612	0.6878	0.6819	0.6954	0.6957
广东	0.6383	0.6563	0.6784	0.6704	0.6863
广西	0.6955	0.6803	0.6921	0.7030	0.7029
重庆	0.6609	0.6514	0.6644	0.6803	0.6885
四川	0.6769	0.6890	0.6616	0.6778	0.7147
陕西	0.6786	0.6741	0.6942	0.6865	0.6779

注：使用 CLHLS（2002—2014）数据计算得到。

　　为了更直观地观察到老年人健康水平在时空维度的变化趋势，绘制了三维图，具体如图 3-2 所示。

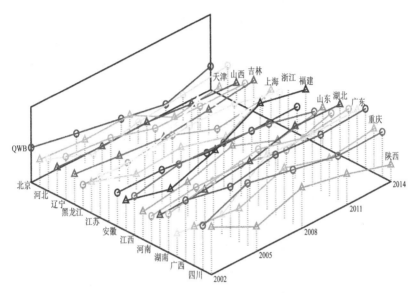

图 3-2　CLHLS（2002—2014）调查地老年人健康状况分布趋势

　　根据健康生命周期规律，年龄是老年人健康和老年人健康不平等考察的前置因素，只有在同一个年龄段中考虑健康和健康不平等才是有意义的。因为 65 岁的老年人和 95 岁的老年人健康水平通常情况下的差异是显然存在的。比较老年人健康不平等时需要以某一具体年龄为中心向两边取一定半径的年龄作为比较年龄段。本研究中，为了考察不同年龄段以及低龄、高龄老人的健康分布状况，笔者同时采用了两种年龄段划分方式。一是将老年人按照从 65 岁开始按 10 岁为一组划分比较年龄段；二是以 80 岁为低龄老人和高龄老人的分界线划分比较年龄段。采用这两种方法对老年人进行分组，方便从不同视角对老年人的健康状况进行比较。

　　表 3-5 的数据结果显示，随着时间推移，低龄老人健康得分

基本持平，而高龄老人的健康得分则呈波动上升趋势，说明随着时间推移同龄老年人健康水平是提高的。老年人健康水平整体上随着年龄增加呈持续下降的特征，反映了健康状态的恶化集中在了老年阶段尤其是高龄阶段，符合健康生命周期规律。根据健康测度量表对照看，老年人年纪越大，出现的疾病症状越明显，这反映出来的社会经济信息是老年人照料需求随着年龄增加而增加。

表 3-5　　各年龄段老年人健康水平（QWB）的分布情况

年龄分组	2002	2005	2008	2011	2014
65~74 岁	0.7800	0.7829	0.7939	0.7828	0.7792
75~84 岁	0.7150	0.7173	0.7237	0.7245	0.7248
85~94 岁	0.6365	0.6465	0.6422	0.6429	0.6555
95 岁及以上	0.5631	0.5694	0.5619	0.5697	0.5803
80 岁以下	0.7683	0.7657	0.7796	0.7704	0.7592
80 岁及以上	0.6171	0.6223	0.6204	0.6274	0.6428

健康水平存在性别差异，这是由生物遗传特征决定的。比较老年人健康分布情况时，需将老年人的性别加入考虑的因素中。结合年龄和性别这两项重要的人口学特征进行分析，我国老年人 QWB 得分如表 3-6 所示。

表 3-6 数据表明，不同年龄段的老年人健康水平得分呈现出稳定的性别差异，同龄老年人中男性健康得分比女性健康得分更高。不同年龄段老年人健康得分的性别差距如图 3-3 所示。在 65~74 岁年龄段样本中，老年人健康水平的性别差异从 2002 年到 2014 年逐渐减小，健康得分性别差距值从 2002 年的 0.0493 减小到 2014 年的 0.0236；在 75~84 岁年龄段样本中，老年人健康水平的性别差异先降后持续升高，从 2002 年的 0.0424 减小到 2005 年的 0.0354 然后持续上升到 2014 年的 0.0555；在 85~94 岁年龄段样本中，老年人健康水平的性别差异从 2002 年到 2014 年波动减小，先从 2002

表 3-6 各年龄段老年人健康水平（QWB）的性别分布情况

年龄/性别		2002	2005	2008	2011	2014
65~74 岁	男	0.8042	0.7988	0.8038	0.7914	0.7834
	女	0.7549	0.7663	0.7701	0.7633	0.7598
75~84 岁	男	0.7358	0.7349	0.7440	0.7451	0.7517
	女	0.6934	0.6995	0.7022	0.7028	0.6962
85~94 岁	男	0.6634	0.6708	0.6646	0.6685	0.6761
	女	0.6132	0.6249	0.6227	0.6205	0.6372
95 岁及以上	男	0.5967	0.6049	0.5877	0.6001	0.6140
	女	0.5510	0.5565	0.5533	0.5582	0.5671
80 岁以下	男	0.7903	0.7821	0.7972	0.7873	0.7781
	女	0.7461	0.7489	0.7590	0.7498	0.7358
80 岁及以上	男	0.6586	0.6606	0.6585	0.6640	0.6787
	女	0.5902	0.5976	0.5965	0.6029	0.6177

年的 0.0502 下降到 2008 年的 0.0419，然后再上升到 2011 年的
0.0480，最后再下降到 2014 年的 0.0389；在 95 岁年龄段样本中，
老年人健康水平的性别差异从 2002 年到 2014 年先降后升，从 2002
年和 2005 年的 0.0457 和 0.0484 先降低到 2008 年的 0.0344 然后持
续回升至 2014 年的 0.0469。各年龄段老年人健康水平的性别差异
如图 3-3 所示。

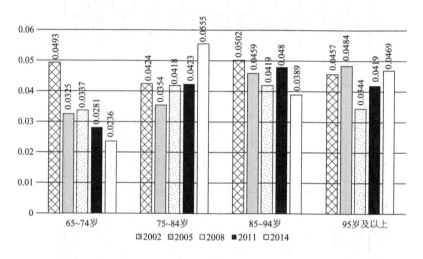

图 3-3　各年龄段老年人健康水平的性别差异

不同性别的高龄老人和低龄老人的健康得分及其变化趋势有不
同之处。低龄老人样本健康得分平行波动且健康得分呈下降趋势；
而高龄老人样本健康得分呈平行波动且呈上升趋势。数据显示，无
论男性还是女性，老年人均面临疾病症状低龄化的风险。低龄老年
人和高龄老年人健康水平的性别分布趋势如图 3-4 所示。

二、老年人健康按宏观经济发展水平分布的情况

前文已将 CLHLS 样本地区按人均 GDP 分成高、中、低 3 组，
以此考察老年人健康依不同经济发展水平分布的情况，具体如表
3-7 所示。

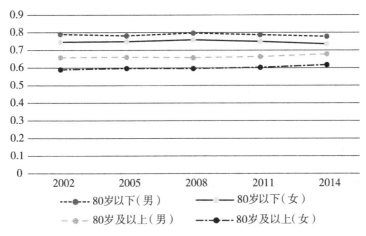

图 3-4　不同性别低龄老年人和高龄老年人健康水平的分布情况

　　通过表 3-7 数据可观察到：在同一年龄段，从高 GDP 地区到低 GDP 地区，老年人健康得分呈高、低、高的"U"形曲线分布，也就是说，通常情况下，处于人均 GDP 中间组的老年人健康得分是最低的。图 3-5 的趋势对照也反映了人均 GDP 分组为中间组地区的老年人健康水平处于底部的现象。

　　另外，表 3-7 的数据还显示，在多数调查年份中，对于同一年龄段老年人，高 GDP 地区老年人比低 GDP 地区老年人的健康得分更低。这有两种可能性：一是低 GDP 地区老年人的真实健康水平高于高 GDP 地区老年人的健康水平；二是由于低 GDP 地区老年人只有处于健康状态的老年人存活且成为调查对象，而高 GDP 地区老年人无论是否健康，其存活率都较高，因此处于伤残状态的老年人拉低了高 GDP 地区老年人的健康得分。针对这两种可能的情况，在此特别分析处于最优健康状态的 20% 的样本和最差健康状态的 20% 样本，通过观察他们在不同地区的分布情况来进行判断。从表 3-8 可以看到，调查年份中平均有 55.38% 健康最优水平老年人居住在高 GDP 地区，而对应有 53.48% 健康水平最差的老年人居住在低 GDP 地区。说明，我国老年人健康在不同经济发展水平地区分布属于第二种的情形的可能性较高。

表 3-7　各年龄段老年人健康水平（QWB）依所在地人均 GDP 分布的情况

年龄/GDP		2002	2005	2008	2011	2014
65~74 岁	高	0.7766	0.7797	0.8037	0.7748	0.7745
	中	0.7706	0.7768	0.7715	0.7799	0.7740
	低	0.7891	0.7898	0.7819	0.7806	0.7696
75~84 岁	高	0.7115	0.7222	0.7327	0.7250	0.7213
	中	0.6979	0.7044	0.7126	0.7163	0.7221
	低	0.7297	0.7203	0.7197	0.7310	0.7292
85~94 岁	高	0.6362	0.6467	0.6372	0.6388	0.6576
	中	0.6172	0.6273	0.6269	0.6282	0.6307
	低	0.6474	0.6564	0.6528	0.6519	0.6658
95 岁及以上	高	0.5599	0.5685	0.5551	0.5619	0.5788
	中	0.5462	0.5448	0.5403	0.5507	0.5558
	低	0.5756	0.5833	0.5775	0.5803	0.5906

续表

年龄/GDP		2002	2005	2008	2011	2014
80岁以下	高	0.7630	0.7648	0.7931	0.7666	0.7557
	中	0.7593	0.7603	0.7652	0.7700	0.7630
	低	0.7794	0.7700	0.7718	0.7742	0.7577
80岁及以上	高	0.6121	0.6244	0.6190	0.6225	0.6413
	中	0.6034	0.5992	0.5980	0.6161	0.6250
	低	0.6298	0.6327	0.6313	0.6348	0.6520

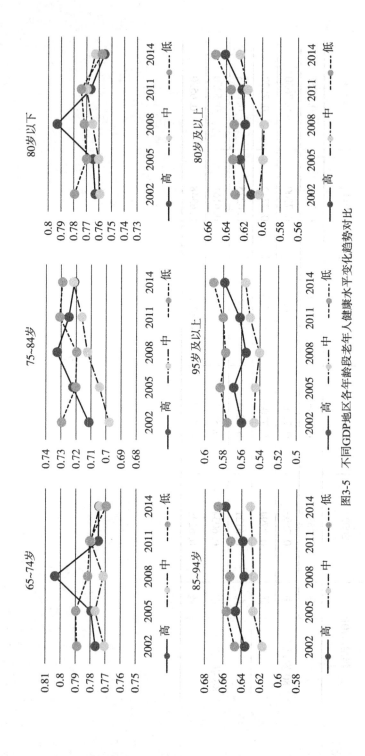

图3-5 不同GDP地区各年龄段老年人健康水平变化趋势对比

表 3-8　　　健康水平最好和最差的 **20%**老年人在不同
经济发展水平地区的分布情况

健康与地区人均 GDP	均值	2002	2005	2008	2011	2014
最差 20%×高 GDP	0.1936	0.1939	0.1330	0.3327	0.1616	0.1466
最差 20%×中 GDP	0.2302	0.2362	0.2494	0.1167	0.2694	0.2795
最差 20%×低 GDP	0.5348	0.5699	0.6176	0.4877	0.5140	0.4847
最好 20%×高 GDP	0.5538	0.6266	0.6080	0.5413	0.4692	0.5241
最好 20%×中 GDP	0.1806	0.2088	0.1415	0.1869	0.1863	0.1793
最好 20%×低 GDP	0.2599	0.1647	0.2505	0.2590	0.3364	0.2888

三、老年人健康水平的城乡分布情况

随着时间推移，低龄老人健康得分基本持平，而高龄老人的健康得分则呈波动上升趋势，可见老年人整体健康水平随社会经济发展而上升。老年人健康水平整体上随着年龄增加呈持续下降的特征，反映了健康状态的恶化集中在了老年阶段，符合健康生命周期规律。根据健康测度量表对照看，老年人年纪越大，出现的疾病症状越明显。通过对城乡老年人健康得分数据对比，发现低龄老人健康得分在 2002 年到 2008 年为城镇高于农村，而在 2011 年和 2014 年则出现农村高于城镇的情形；高龄老年人的健康得分在 2002 年、2008 年、2011 年出现城镇高于农村，而在 2005 年和 2014 年均为农村高于城镇。需要说明的是，尽管出现了农村老年人健康得分高于城镇老年人的情形，但并不能说明农村老年人要比城镇老年人健康。焦开山（2018）研究认为高社会经济地位老年人在健康预期寿命上并不优于低社会经济地位老年人，这也显示出较高社会经济地位的老人群体正处于残障扩张阶段[①]。可见，农村老年人能够获得更高的健康得分可能是因为存活的农村老人健康水平都较高，他

① 焦开山.中国老年人健康预期寿命的不平等问题研究.社会学研究，2018（1）.

们已经经历了一次健康筛选。低龄老年出现城镇健康得分低于农村健康得分也能用上述情形解释，同时这也可能预示残障年龄正在低龄化。具体见表3-9。

四、老年人健康按收入水平分布的情况

从表3-10数据可以观察到，各年龄段中处于1%~20%收入分位的老年人健康水平相比其他收入分位老年人健康水平更低，这在低龄老年人中表现尤为明显。图3-6对照图组更加清晰地描述了该现象。

从图3-6还可以看出，在低龄老年人群体中，收入分位处于1%~20%的老年人与其他收入分位老年人之间的健康水平差距较大，而高龄老年人群体中，收入分位处于1%~20%的老年人与其他收入分位老年人之间的健康水平差距不大，初步说明了老年人健康不平等主要集中在低龄老年人群内部。另外，对于高龄老年人群，不同收入水平老年人之间的健康随时间呈交叉分化状态，初步说明影响老年人健康和健康不平等的收入因素逐渐被非收入因素替代，即收入因素的作用逐渐减弱，而其他因素的作用正在加强。

五、老年人健康按受教育程度分布的情况

如表3-11显示，各年龄段老年人样本健康得分分布情况均表明健康与受教育年限的正相关关系。低龄老年人样本中，3类不同受教育年限老年人群体的健康得分差距明显，受教育年限在9年以上的群体健康得分最高、受教育年限在1年以下的群体健康得分最低，受教育年限在1~9年的群体健康得分处于上述两类群体健康得分之间。在高龄老人样本中，受教育年限为1~9年和9年以上的群体间健康得分差距随着年龄增加逐渐缩小，但两类群体老年人健康得分依然明显比受教育年限为1年以下的高龄老人高，健康水平反映出明显的教育差距。图3-7为各年龄段不同受教育年限样本老年人群体健康水平按调查年份分布的情况。对比发现，上述情形具有相对的稳定性，即受教育年限短的老年人群体健康水平相对较低。

表 3-9　各年龄段老年人健康水平（QWB）的城乡分布

年龄/城乡		2002	2005	2008	2011	2014
65~74 岁	总体	0.7800	0.7829	0.7939	0.7828	0.7792
	城镇	0.7884	0.7898	0.7950	0.7763	0.7679
	乡村	0.7730	0.7772	0.7832	0.7810	0.7770
75~84 岁	总体	0.7150	0.7173	0.7237	0.7245	0.7248
	城镇	0.7174	0.7196	0.7301	0.7258	0.7219
	乡村	0.7128	0.7157	0.7197	0.7233	0.7276
85~94 岁	总体	0.6365	0.6465	0.6422	0.6429	0.6555
	城镇	0.6375	0.6449	0.6461	0.6426	0.6498
	乡村	0.6357	0.6478	0.6396	0.6433	0.6600
95 岁及以上	总体	0.5631	0.5694	0.5619	0.5697	0.5803
	城镇	0.5621	0.5628	0.5604	0.5661	0.5713
	乡村	0.5639	0.5747	0.5627	0.5725	0.5868

续表

年龄/城乡		2002	2005	2008	2011	2014
80岁以下	总体	0.7683	0.7657	0.7796	0.7704	0.7592
	城镇	0.7759	0.7711	0.7834	0.7656	0.7530
	乡村	0.7623	0.7614	0.7772	0.7748	0.7646
80岁及以上	总体	0.6171	0.6223	0.6204	0.6274	0.6428
	城镇	0.6206	0.6184	0.6228	0.6275	0.6384
	乡村	0.6140	0.6254	0.6188	0.6273	0.6463

表3-10 各年龄段老年人健康水平（QWB）依收入分位分布的情况

年龄/收入分位		2002	2005	2008	2011	2014
65~74岁	1%~20%	0.7636	0.7612	0.7578	0.7653	0.7489
	21%~40%	0.7689	0.7746	0.7959	0.7850	0.7796
	41%~60%	0.7854	0.7926	0.7918	0.7702	0.7685
	61%~80%	0.7892	0.7980	0.7945	0.7914	0.7763
	81%~100%	0.7907	0.7868	0.8015	0.7816	0.7708

续表

年龄/收入分位		2002	2005	2008	2011	2014
75~84岁	1%~20%	0.6970	0.6962	0.7140	0.7105	0.7094
	21%~40%	0.7230	0.7121	0.7270	0.7265	0.7307
	41%~60%	0.7200	0.7182	0.7230	0.7298	0.7271
	61%~80%	0.7152	0.7356	0.7330	0.7316	0.7317
	81%~100%	0.7250	0.7260	0.7258	0.7270	0.7169
85~94岁	1%~20%	0.6168	0.6298	0.6366	0.6407	0.6582
	21%~40%	0.6376	0.6519	0.6328	0.6296	0.6571
	41%~60%	0.6475	0.6483	0.6471	0.6350	0.6294
	61%~80%	0.6307	0.6546	0.6511	0.6454	0.6536
	81%~100%	0.6526	0.6498	0.6437	0.6492	0.6518
95岁及以上	1%~20%	0.5556	0.5641	0.5671	0.5644	0.5707
	21%~40%	0.5616	0.5743	0.5544	0.5737	0.5563
	41%~60%	0.5730	0.5731	0.5624	0.5660	0.5722
	61%~80%	0.5654	0.5661	0.5652	0.5670	0.5670
	81%~100%	0.5630	0.5690	0.5611	0.5641	0.5792

续表

年龄/收入分位		2002	2005	2008	2011	2014
80岁以下	1%~20%	0.7496	0.7435	0.7515	0.7540	0.7338
	21%~40%	0.7647	0.7602	0.7884	0.7759	0.7681
	41%~60%	0.7745	0.7737	0.7836	0.7695	0.7626
	61%~80%	0.7781	0.7801	0.7888	0.7811	0.7605
	81%~100%	0.7777	0.7706	0.7882	0.7719	0.7584
80岁及以上	1%~20%	0.6007	0.6104	0.6271	0.6302	0.6429
	21%~40%	0.6162	0.6245	0.6094	0.6215	0.6330
	41%~60%	0.6252	0.6224	0.6209	0.6206	0.6225
	61%~80%	0.6183	0.6267	0.6249	0.6250	0.6401
	81%~100%	0.6286	0.6288	0.6195	0.6299	0.6427

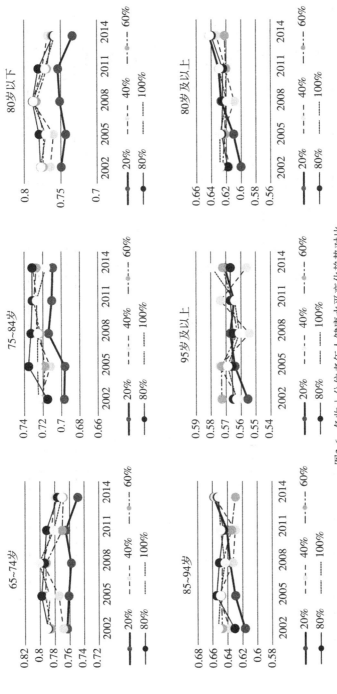

图3-6 各收入分位老年人健康水平变化趋势对比

表 3-11　各年龄段老年人健康水平（QWB）依受教育年限分布的情况

年龄/受教育年限		2002	2005	2008	2011	2014
65~74岁	1年以下	0.7542	0.7614	0.7684	0.7556	0.7442
	1~9年	0.7973	0.7936	0.7979	0.7897	0.7809
	9年以上	0.8241	0.8172	0.8033	0.7897	0.8142
75~84岁	1年以下	0.6994	0.7030	0.7054	0.7016	0.7049
	1~9年	0.7330	0.7331	0.7434	0.7465	0.7411
	9年以上	0.7352	0.7403	0.7693	0.7623	0.7610
85~94岁	1年以下	0.6241	0.6354	0.6302	0.6269	0.6444
	1~9年	0.6571	0.6656	0.6657	0.6707	0.6762
	9年以上	0.6537	0.6666	0.6645	0.6745	0.6651
95岁及以上	1年以下	0.5569	0.5634	0.5570	0.5649	0.5658
	1~9年	0.5888	0.5909	0.5832	0.5908	0.6292
	9年以上	0.5717	0.5923	0.5857	0.5746	0.6472

续表

年龄/受教育年限		2002	2005	2008	2011	2014
80岁以下	1年以下	0.7458	0.7440	0.7548	0.7420	0.7292
	1~9年	0.7859	0.7796	0.7935	0.7861	0.7724
	9年以上	0.8103	0.7989	0.8034	0.7949	0.7960
80岁及以上	1年以下	0.5996	0.6083	0.6045	0.6094	0.6230
	1~9年	0.6544	0.6528	0.6595	0.6667	0.6822
	9年以上	0.6455	0.6557	0.6627	0.6605	0.6825

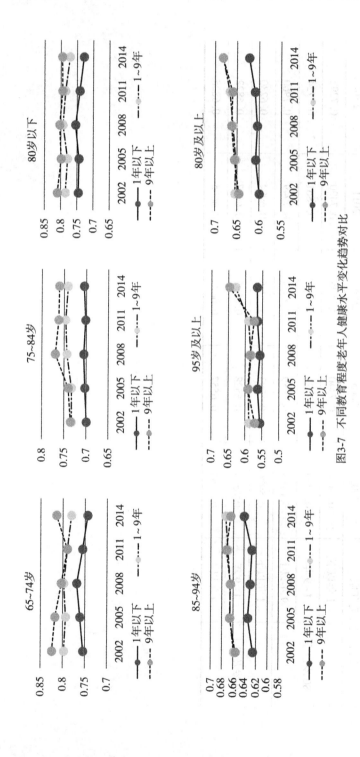

图3-7　不同教育程度老年人健康水平变化趋势对比

第三节　老年人健康不平等状况的动态分布

一、老年人健康不平等分布概况

在不考虑与社会经济地位相关的健康不平等时，可用基尼系数来衡量老年人之间的健康差异。健康基尼系数反映了老年人个体间纯粹的健康差距，当然，这需要在同一年龄段老年人之间进行测算和比较。利用 CLHLS（2002—2014）数据分别测度得到的低龄老年人和高龄老年人群体的健康基尼系数如表 3-12 所示。数据显示，老年人健康基尼系数呈波动上升趋势，并且高龄组的健康基尼系数更大。

表 3-12　**CLHLS 样本老年人 2002—2014 年的健康基尼系数分布趋势**

	2002	2005	2008	2011	2014
80 岁以下	0. 102901	0. 151852	0. 125644	0. 121375	0. 177177
80 岁以上	0. 208313	0. 261206	0. 255297	0. 268212	0. 249515

图 3-8 则更清晰地描述了低龄组和高龄组老人的健康基尼系数随时间变化的趋势。高龄组老人的健康基尼系数始终位于低龄组老人健康基尼系数的上方，两者之间的差距呈先拉大后减小的发展趋势。其中，高龄组老人的健康基尼系数从 2005 年以来基本保持平衡且有下降趋势；而低龄组老人的健康基尼系数从 2002 年以来有波动上升的趋势。

考虑到与社会经济因素相关的健康不平等更有研究价值，这里使用 WI 指数和 EI 指数作为测度工具，测算 CLHLS 样本老年人健康不平等的分布情况，具体如表 3-13 所示。从测度结果的符号分布看，除了 2008 年外，其他调查年份均为正数，说明老年人之间普遍存在有利于富人的健康不平等。

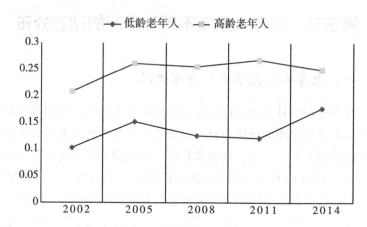

图3-8　2002—2014年低龄老年人和高龄老年人健康基尼系数的变化趋势

表3-13　各调查年份老年人健康不平等的 WI 指数和 EI 指数分布

指标	2002	2005	2008	2011	2014
WI	0.0631	0.0422	-0.0037	0.0083	0.0179
EI	0.0631	0.0421	-0.0036	0.0083	0.0177

从 WI 指数和 EI 指数的变化趋势看，老年人健康不平等指数从 2002 年的 0.0631（0.0631）以较大幅度下降到 2008 年的 -0.0037（-0.0036），然后开始回升到 2014 年的 0.0179（0.0177），说明老年人健康不平等程度在 2002—2014 年间先降后升。这意味着 2002 年到 2008 年我国医疗卫生体系改革和经济发展对低收入群体的健康是增益的，但 2008 年以来，老年人健康不平等指数呈上升趋势（如图3-9所示），这值得关注。

在不考虑年龄的情况下，对老年人健康不平等的测度会出现较大误差。现依照前文的年龄分组方法，将样本从 65 岁开始按 10 岁为组距分成 4 个组，同时区分低龄老年人和高龄老年人群，针对各年龄组的老年人进行健康不平等测度，具体结果如表3-14所示。数据表明，老年人之间的确存在有利于富人的健康不平等，这在低

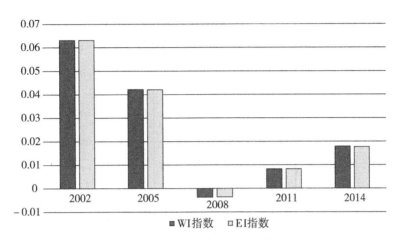

图 3-9　调查年份老年人健康不平等指数的变化趋势

龄老年人中更为明显。老年人健康不平等指数随时间变化的趋势是波动下降的，但并没有消失。伴随着年龄增长，老年人健康不平等程度逐渐减弱。根据健康生命周期规律，随着年龄增加，健康的经济影响因素的作用会逐渐减弱，而生物遗传等非经济因素的作用会逐渐得到强化。当收入因素的作用减小时，高龄老年人中出现对穷人有利的健康不平等，这显示出老年人健康水平在上升，部分低收入群体的非经济健康投资优势得以发挥。

　　综合年龄和性别看（如表 3-15 所示），老年人健康不平等在性别分布上存在一定差异。总地看来，随着年龄增长，男性老年人比女性老年人遭遇健康不平等的程度更大，女性老年人比男性老年人面临健康不平等的概率更大。根据年龄段分析，在 65~74 岁分组中，男性老年人的健康不平等指数 WI(EI)相比女性的差值按年份分布依次为 0.0040（−0.0081）、−0.0494（−0.0456）、−0.0020（−0.0136）、−0.0325（−0.0301）、−0.0034（−0.0006），说明该年龄段女性老年人面临更严重的亲富性健康不平等。但是从 75~84 岁年龄段开始，男性健康不平等指数与女性健康不平等指数的差值出现的正数越来越多(20 个)，负数逐渐减少(10 个)，说明随着年

表 3-14　各年龄段老年人健康不平等的 WI、EI 指数分布情况

年龄分组	2002		2005		2008		2011		2014	
	WI	EI	WI	EI	WI	EI	WI	EI	WI	EI
65～74 岁	0.0971	0.0938	0.0878	0.0818	0.0778	0.0735	0.0695	0.0682	0.0706	0.0685
75～84 岁	0.0516	0.0505	0.0895	0.0863	0.0453	0.0440	0.0563	0.0553	0.0487	0.0477
85～94 岁	0.0547	0.0546	0.0302	0.0302	0.0155	0.0155	0.0161	0.0161	0.0010	0.0010
95 岁及以上	0.0188	0.0186	0.0043	0.0043	-0.0083	-0.0082	-0.0116	-0.0116	0.0142	0.0142
80 岁以下	0.0971	0.0923	0.1030	0.0980	0.0973	0.0945	0.0720	0.0699	0.0778	0.0730
80 岁及以上	0.0519	0.0509	0.0315	0.0311	-0.0064	-0.0063	-0.0004	-0.0004	-0.0044	-0.0044

表3-15 各年龄段老年人健康不平等指数按性别分布的情况

年龄/性别		2002		2005		2008		2011		2014	
		WI	EI	WI	EI	WI	EI	WI	EI	WI	EI
65~74岁	男	0.1070	0.0887	0.0666	0.0634	0.1100	0.0924	0.0559	0.0534	0.0779	0.0753
	女	0.1030	0.0968	0.1160	0.1090	0.1120	0.1060	0.0884	0.0835	0.0813	0.0759
75~84岁	男	0.0588	0.0584	0.0742	0.0734	0.0443	0.0440	0.0462	0.0461	0.0867	0.0834
	女	0.0465	0.0465	0.0719	0.0710	0.0519	0.0501	0.0527	0.0523	0.0329	0.0324
85~94岁	男	0.0444	0.0442	0.0412	0.0407	0.0238	0.0234	0.0352	0.0350	-0.0080	-0.0080
	女	0.0407	0.0400	0.0343	0.0340	0.0259	0.0258	0.0173	0.0171	-0.0176	-0.0175
95岁以上	男	0.0296	0.0296	-0.0177	-0.0175	-0.0044	-0.0044	-0.0240	-0.0236	0.0763	0.0746
	女	0.0053	0.0052	-0.0044	-0.0044	-0.0192	-0.0189	-0.0198	-0.0194	-0.0195	-0.0192
80岁以下	男	0.0726	0.0687	0.0813	0.0761	0.0667	0.0637	0.0607	0.0581	0.0870	0.0845
	女	0.0627	0.0623	0.0685	0.0681	0.1000	0.0932	0.0486	0.0484	0.0539	0.0530
80岁及以上	男	0.0575	0.0575	0.0253	0.0252	-0.0146	-0.0145	-0.0015	-0.0015	-0.0010	-0.0010
	女	0.0320	0.0315	0.0216	0.0214	0.0136	0.0133	0.0031	0.0031	-0.0008	-0.0008

龄增加，男性老年人面临亲富性健康不平等的程度更深。根据健康不平等指数符号的分布情况看，在以 80 岁为界的分组中，女性老年人健康不平等指数比男性老年人健康不平等指数出现正数的概率更大。这意味着女性老年人更易遭遇亲富性健康不平等。

二、老年人健康不平等按宏观经济发展水平分布的情况

从年龄角度看，低龄老年人在不同地区均存在亲富性健康不平等。高 GDP 地区低龄老年人健康不平等指数在 2002—2014 年间先下降后上升，呈"U"形曲线变化；低 GDP 地区老年人健康不平等指数在 2002—2014 年间先小幅度上升后大幅度下降，呈倒"√"形曲线变化。具体如表 3-16 所示。从人均 GDP 高低分布看，低 GDP 地区健康不平等指数均体现了亲富人的情形。根据健康不平等指数符号的分布情况，低 GDP 地区仅出现了符号为正指数，而符号为负的健康不平等指数只出现在中、高 GDP 地区。说明低 GDP 地区比中、高 GDP 地区以更大的概率出现健康不平等。

三、老年人健康不平等的城乡分布情况

根据健康不平等指数（见表 3-17）符号的分布看，以 10 岁为组距分组时，健康不平等指数符号在总体、城镇和乡村样本中的正（负）号数分别为 36（4）、30（10）和 40（0）个，说明老年人总体上存在亲富性健康不平等，在乡村样本中更明显。从指数符号的城乡分布看，城镇会出现有利于低收入群体的健康不平等，但乡村样本则只存在有利于富人的健康不平等。从健康不平等指数的数值分布看，城镇往往比乡村具有更大的健康不平等指数值，说明城镇老年人样本健康不平等主要体现在严重程度上，而结合符号分布情况可知乡村样本老年人的健康不平等主要体现在发生概率上。对比而言，城镇存在高健康水平的健康不平等，而乡村则存在低健康水平的健康相对平等。

表3-16　各年龄段老年人健康不平等指数按地区人均GDP分布的情况

年龄/人均GDP		2002		2005		2008		2011		2014	
		WI	EI	WI	EI	WI	EI	WI	EI	WI	EI
65~74岁	高	0.1400	0.1340	0.0754	0.0733	0.0574	0.0536	0.1110	0.1080	0.0928	0.0850
	中	0.0779	0.0743	0.1170	0.1140	0.1020	0.0962	0.1160	0.1130	0.1360	0.1320
	低	0.1020	0.0952	0.1240	0.1150	0.0868	0.0797	0.0470	0.0459	0.0235	0.0222
75~84岁	高	0.1030	0.0979	0.0927	0.0900	0.0210	0.0208	0.0581	0.0575	0.0212	0.0209
	中	0.0901	0.0892	0.0483	0.0471	-0.0146	-0.0140	0.0828	0.0805	0.0444	0.0435
	低	0.0618	0.0608	0.1070	0.1040	0.0899	0.0862	0.0389	0.0384	0.0772	0.0759
85~94岁	高	0.0534	0.0533	0.0454	0.0454	0.0027	0.0027	-0.0118	-0.0117	0.0081	0.0080
	中	0.0322	0.0320	0.0507	0.0504	-0.0103	-0.0103	0.0503	0.0500	-0.0225	-0.0223
	低	0.1060	0.1060	0.0598	0.0576	0.1130	0.1100	0.0625	0.0623	0.0731	0.0717
95岁及以上	高	0.0096	0.0095	0.0470	0.0467	-0.0168	-0.0166	-0.0462	-0.0455	0.0555	0.0548
	中	0.0405	0.0394	-0.0096	-0.0094	0.0177	0.0174	0.0078	0.0076	0.0097	0.0093
	低	0.0502	0.0500	0.0215	0.0215	0.0490	0.0488	0.0656	0.0653	0.0735	0.0731

续表

年龄/人均GDP		2002		2005		2008		2011		2014	
		WI	EI	WI	EI	WI	EI	WI	EI	WI	EI
80岁以下	高	0.1220	0.1180	0.0793	0.0770	0.0479	0.0459	0.0877	0.0852	0.1120	0.1070
	中	0.1000	0.0933	0.0880	0.0856	0.0929	0.0878	0.1230	0.1190	0.0919	0.0897
	低	0.1020	0.0935	0.1410	0.1330	0.1220	0.1150	0.0475	0.0461	0.0493	0.0453
80岁及以上	高	0.0446	0.0434	0.0607	0.0600	-0.0229	-0.0226	-0.0063	-0.0063	0.0327	0.0326
	中	0.0782	0.0775	0.0344	0.0338	-0.0296	-0.0291	0.0310	0.0309	-0.0108	-0.0106
	低	0.0948	0.0941	0.0406	0.0404	0.0479	0.0477	0.0328	0.0327	0.0452	0.0449

表 3-17

各年龄段老年人健康不平等的城乡分布

年龄/城乡		2002 WI	2002 EI	2005 WI	2005 EI	2008 WI	2008 EI	2011 WI	2011 EI	2014 WI	2014 EI
65~74岁	总体	0.0971	0.0938	0.0878	0.0818	0.0778	0.0735	0.0695	0.0682	0.0706	0.0685
	城镇	0.0739	0.0699	0.0815	0.0779	0.0620	0.0591	0.0818	0.0798	0.1090	0.1060
	乡村	0.0870	0.0826	0.0595	0.0567	0.1060	0.1030	0.0734	0.0716	0.0379	0.0360
75~84岁	总体	0.0516	0.0505	0.0895	0.0863	0.0453	0.0440	0.0563	0.0553	0.0487	0.0477
	城镇	0.0498	0.0491	0.0888	0.0866	0.0186	0.0184	0.0900	0.0892	0.0030	0.0029
	乡村	0.0557	0.0534	0.0818	0.0790	0.0474	0.0455	0.0063	0.0061	0.0784	0.0763
85~94岁	总体	0.0547	0.0546	0.0302	0.0302	0.0155	0.0155	0.0161	0.0161	0.0010	0.0010
	城镇	0.0542	0.0541	0.0349	0.0348	-0.0267	-0.0266	0.0248	0.0247	-0.0152	-0.0152
	乡村	0.0517	0.0516	0.0322	0.0322	0.0352	0.0351	0.0031	0.0031	0.0035	0.0035
95岁及以上	总体	0.0188	0.0186	0.0043	0.0043	-0.0083	-0.0082	-0.0116	-0.0116	0.0142	0.0142
	城镇	0.0152	0.0150	-0.0294	-0.0290	-0.0130	-0.0129	-0.0040	-0.0040	0.0099	0.0098
	乡村	0.0379	0.0377	0.0575	0.0574	0.0124	0.0123	0.0232	0.0231	0.0279	0.0276

续表

年龄/城乡		2002		2005		2008		2011		2014	
		WI	EI	WI	EI	WI	EI	WI	EI	WI	EI
80岁以下	总体	0.0971	0.0923	0.1030	0.0980	0.0973	0.0945	0.0720	0.0699	0.0778	0.0730
	城镇	0.0803	0.0778	0.1000	0.0972	0.0566	0.0536	0.0964	0.0936	0.0692	0.0668
	乡村	0.0762	0.0727	0.0584	0.0556	0.1130	0.1090	0.0541	0.0524	0.0724	0.0675
80岁及以上	总体	0.0519	0.0509	0.0315	0.0311	-0.0064	-0.0063	-0.0004	-0.0004	-0.0044	-0.0044
	城镇	0.0399	0.0394	0.0188	0.0187	-0.0414	-0.0409	0.0052	0.0052	-0.0014	-0.0014
	乡村	0.0518	0.0504	0.0580	0.0575	0.0086	0.0085	-0.0012	-0.0012	-0.0164	-0.0163

为进一步分析老年人健康不平等的城乡分布，本研究引入国内学者焦开山（2018）基于 CLHLS 数据计算的预期寿命和健康预期寿命城乡对比结果，具体如表 3-18 所示。

表 3-18 老年人预期寿命与健康预期寿命的城乡对比情况

年龄	女				男			
	农村		城市		农村		城市	
	HLE	LE	HLE	LE	HLE	LE	HLE	LE
1940 年出生队列								
65	14.77	16.47	14.42	16.65	13.57	14.74	13.47	15.06
70	11.73	13.39	11.38	13.58	10.81	11.95	10.71	12.24
72	10.64	12.27	10.30	12.46	9.82	10.94	9.71	11.22
1930 年出生队列								
72	10.10	11.80	9.68	11.95	9.24	10.41	9.07	10.66
75	8.56	10.25	8.16	10.39	7.87	9.03	7.70	9.27
78	7.19	8.84	6.83	8.98	6.65	7.78	6.48	8.01
79	6.77	8.41	6.41	8.55	6.28	7.40	6.11	7.62
80	6.37	7.99	6.01	8.12	5.93	7.03	5.75	7.24
81	5.99	7.58	5.64	7.12	5.58	6.68	5.40	6.88
82	5.63	7.19	5.28	7.33	5.25	6.34	5.08	6.53
1920 年出生行列								
78	6.82	8.52	6.37	8.64	6.22	7.40	5.99	7.60
79	6.39	8.08	5.95	8.21	5.85	7.03	5.62	7.22
80	5.98	7.66	5.56	7.79	5.49	6.66	5.27	6.86
81	5.60	7.27	5.18	7.40	5.16	6.32	4.93	6.50
82	5.23	6.88	4.83	7.01	4.83	5.98	4.61	6.16
85	4.22	5.82	3.86	5.96	3.95	5.07	3.74	5.23
88	3.37	4.91	3.04	5.05	3.20	4.27	3.00	4.42

续表

年龄	女				男			
	农村		城市		农村		城市	
	HLE	LE	HLE	LE	HLE	LE	HLE	LE
89	3.12	4.63	2.80	4.77	2.97	4.03	2.77	4.18
90	2.88	4.37	2.57	4.51	2.75	3.80	2.56	3.95
91	2.65	4.12	2.35	4.26	2.55	3.58	2.36	3.72
92	2.44	3.89	2.15	4.02	2.36	3.38	2.18	3.51
1910 年出生行列								
88	3.11	4.72	2.75	4.87	2.90	4.04	2.68	4.21
89	2.85	4.45	2.51	4.61	2.68	3.81	2.46	3.97
90	2.62	4.19	2.29	4.35	2.47	3.58	2.26	3.75
91	2.40	3.95	2.09	4.11	2.28	3.38	2.08	3.54
92	2.19	3.72	1.90	3.89	2.10	3.18	1.90	3.34
95	1.66	3.11	1.40	3.28	1.62	2.65	1.44	2.80
100	1.00	2.30	0.82	2.49	1.01	1.94	0.87	2.10

注：HLE 和 LE 分别表示健康预期寿命和预期寿命，参考焦开山（2018）的研究成果。

根据表 3-18 数据，通过老年人预期寿命和健康预期寿命的城乡对比发现，城镇老年人通常比农村老年人拥有更长的预期寿命，但其健康预期寿命则往往比农村老年人的健康预期寿命更短，说明城镇老年人的健康优势主要表现在发生残障后相对较低的死亡率方面。随着年龄的增长，男性老年人预期寿命的城乡差距不断缩小，但女性老年人预期寿命的城乡差距则呈现出先缩小后扩大的趋势。另外，数据还显示，在控制年龄的情况下，1920 年以后出生的老年人中，晚生老年人与早生老年人相比预期寿命的城乡差距呈扩大趋势（焦开山，2018）。①

---

① 焦开山. 中国老年人健康预期寿命的不平等问题研究. 社会学研究，2018（1）.

四、老年人健康不平等按收入水平分布的情况

表3-19 显示，低龄老年人中的亲富性健康不平等集中分布在收入分位的两端，高龄老年人中的亲富性健康不平等则主要分布在处于高收入分位的群体中。通过对老年人健康不平等指数的符号进行统计发现，在 65～74 岁年龄组中，1%～20%、21%～40%、41%～60%、61%～80%、81%～100%收入分位老年人健康不平等指数的正（负）数分别为 8（2）、8（2）、4（6）、8（2）、4（6）；在 75～84 岁年龄组中，这 5 个收入分位老年人健康不平等指数的正（负）数分别为 10（0）、6（4）、2（8）、6（4）、6（4）；在 85～94 岁年龄组中，这 5 个收入分位老年人健康不平等指数的正（负）数分别为 4（6）、4（6）、5（5）、4（6）、6（4）；在 95 岁及以上年龄组中，这 5 个收入分位老年人健康不平等指数的正（负）数分别为 4（6）、6（4）、4（6）、6（4）、8（2），说明亲富人的健康不平等随着年龄增长向高收入分位移动。更明显地，在低龄老年人中健康不平等指数 WI 和 EI 的正（负）号数为 10（0）、8（2）、4（6）、8（2）、6（4）和 2（8）、2（8）、4（6）、8（2）、8（2），这反映了在低龄老年人中，亲富性健康不平等同时存在于低收入分位和高收入分位老年群体中，而在高龄老年人中，亲富性健康不平等主要集中在高收入分位老年群体中。

五、老年人健康不平等按受教育程度分布的情况

表3-20 显示，2002 年到 2014 年，低龄组老人中受教育程度为 1 年以下老年人的健康不平等指数随时间波动上升；受教育年限为 1～9 年老年人的健康不平等指数随时间波动下降；受教育年限为 9 年以上老年人的健康不平等指数随时间先降后升。高龄组老年人的健康不平等指数从 2002 年的全为正数变成 2005—2014 年的绝大多数为负数。说明受教育年限对健康不平等的影响主要集中在低龄时期，随着年龄的增长，受教育程度等社会经济因素对老年人健康不平等的影响作用逐渐弱化。WI 和 EI 随受教育程度变化的情况如图 3-10 和图 3-11 所示。

表3-19　各年龄段老年人健康不平等指数按收入分位分布的情况

年龄/收入分位		2002 WI	2002 EI	2005 WI	2005 EI	2008 WI	2008 EI	2011 WI	2011 EI	2014 WI	2014 EI
65~74岁	1	0.0675	0.0619	0.0224	0.0207	0.0947	0.0853	0.0503	0.0464	-0.0779	-0.0703
	2	0.0457	0.0431	0.0076	0.0072	-0.0312	-0.0296	0.0144	0.0139	0.0813	0.0777
	3	-0.0039	-0.0036	-0.0182	-0.0172	0.0460	0.0434	0.0119	0.0116	-0.0266	-0.0254
	4	0.0040	0.0038	0.0818	0.0771	0.0341	0.0326	0.0087	0.0084	-0.0476	-0.0468
	5	0.0530	0.0507	-0.1470	-0.1400	-0.0138	-0.0128	0.0475	0.0468	-0.0314	-0.0309
75~84岁	1	0.0360	0.0353	0.0723	0.0689	0.0709	0.0680	0.0233	0.0225	0.0870	0.0835
	2	0.0015	0.0015	0.0537	0.0516	0.0014	0.0014	-0.0399	-0.0393	-0.0366	-0.0362
	3	-0.0039	-0.0038	-0.0066	-0.0064	-0.0174	-0.0170	0.0127	0.0126	-0.0473	-0.0468
	4	0.0329	0.0323	0.0403	0.0401	-0.0163	-0.0160	0.0679	0.0673	-0.0305	-0.0302
	5	0.0331	0.0326	-0.1370	-0.1340	-0.0988	-0.0970	0.0067	0.0066	0.0063	0.0063
85~94岁	1	0.0008	0.0001	0.0026	0.0026	-0.0098	-0.0096	-0.0014	-0.0013	-0.0089	-0.0086
	2	0.0704	0.0704	-0.0103	-0.0103	0.0010	0.0010	-0.0515	-0.0512	-0.0632	-0.0631
	3	-0.0358	-0.0358	0.0319	0.0319	-0.0522	0.0521	-0.0039	-0.0039	0.0109	0.0108
	4	0.0021	0.0021	0.0092	0.0092	-0.0053	-0.0053	-0.0099	-0.0099	-0.0585	-0.0581
	5	0.0548	0.0548	0.0340	0.0340	-0.0248	-0.0248	-0.0013	-0.0013	0.0210	0.0210

续表

年龄/收入分位		2002		2005		2008		2011		2014	
		WI	EI	WI	EI	WI	EI	WI	EI	WI	EI
95岁及以上	1	0.0441	0.0433	0.0106	0.0105	-0.0248	-0.0246	-0.0141	-0.0140	-0.0843	-0.0837
	2	-0.0067	-0.0066	0.0813	0.0810	-0.0221	-0.0219	0.0781	0.0780	0.0234	0.0229
	3	-0.0486	-0.0483	-0.0158	-0.0157	0.0081	0.0080	0.0388	0.0386	-0.0181	-0.0181
	4	-0.0188	-0.0187	-0.0116	-0.0116	0.0224	0.0222	0.0579	0.0577	0.0102	0.0101
	5	0.0019	0.0018	0.0478	0.0474	0.0248	0.0246	-0.0038	-0.0038	0.0511	0.0510
80岁以下	1	0.0783	0.0714	0.0429	0.0395	0.0938	0.0830	0.0388	0.0366	0.0171	0.0154
	2	0.0223	0.0214	0.0056	0.0053	-0.0017	-0.0016	0.0061	0.0060	0.0234	0.0220
	3	0.0081	0.0077	0.0136	0.0130	-0.0056	-0.0053	-0.0246	-0.0238	-0.0243	-0.0231
	4	0.0015	0.0015	0.0970	0.0952	0.0239	0.0228	0.0482	0.0477	-0.0789	-0.0754
	5	0.0357	0.0349	-0.1740	-0.1700	-0.0547	-0.0519	0.0352	0.0347	0.0152	0.0149
80岁及以上	1	0.0110	0.0108	-0.0005	-0.0005	-0.0227	-0.0226	-0.0280	-0.0279	-0.0041	-0.0041
	2	0.0387	0.0378	0.0317	0.0313	-0.0097	-0.0095	-0.0100	-0.0100	-0.0683	-0.0678
	3	-0.0223	-0.0220	-0.0044	-0.0044	0.0282	0.0278	0.0383	0.0382	-0.0144	-0.0144
	4	0.0118	0.0116	0.0107	0.0106	0.0107	0.0106	0.0249	0.0246	-0.0129	-0.0129
	5	0.0272	0.0269	0.0533	0.0529	-0.0016	-0.0016	0.0101	0.0101	0.0353	0.0352

注：其中 1~5 分别表示收入分位为 1%~20%，21%~40%，41%~60%，61%~80%，81%~100%的老年人群体分组。

表3-20　各年龄段老年人健康不平等依受教育年限分布的情况

年龄 / 受教育年限		2002 WI	2002 EI	2005 WI	2005 EI	2008 WI	2008 EI	2011 WI	2011 EI	2014 WI	2014 EI
65~74岁	1	0.0293	0.0274	0.0662	0.0633	0.1140	0.1070	0.0649	0.0611	0.0517	0.0468
	1~9	0.0504	0.0477	0.0594	0.0559	0.0822	0.0674	0.0523	0.0502	0.0544	0.0530
	9	-0.0378	-0.0365	-0.0256	-0.0246	0.0689	0.0560	0.0377	0.0364	0.0041	0.0039
75~84岁	1	0.0263	0.0259	0.0913	0.0901	0.0306	0.0297	0.0181	0.0180	0.0603	0.0588
	1~9	0.0452	0.0448	0.0488	0.0483	0.0027	0.0027	0.0207	0.0202	0.0042	0.0040
	9	-0.0171	-0.0171	-0.1370	-0.1370	-0.0136	-0.0135	0.1420	0.1410	0.2190	0.2100
85~94岁	1	0.0274	0.0271	0.0353	0.0352	0.0186	0.0185	0.0213	0.0212	-0.0363	-0.0363
	1~9	0.0437	0.0436	0.0165	0.0164	-0.0272	-0.0267	-0.0124	-0.0123	-0.0187	-0.0186
	9	0.0429	0.0428	-0.0329	-0.0329	0.0588	0.0579	-0.0006	-0.0006	-0.1080	-0.1080
95岁及以上	1	0.0301	0.0297	0.0149	0.0148	-0.0220	-0.0218	-0.0092	-0.0091	-0.0227	-0.0224
	1~9	-0.0882	-0.0882	-0.1110	-0.1110	-0.0038	-0.0038	-0.0707	-0.0706	0.0494	0.0487
	9	0.0822	0.0809	-0.0012	-0.0012	-0.0553	-0.0551	-0.0557	-0.0557	-0.0316	-0.0312

续表

年龄/受教育年限		2002		2005		2008		2011		2014	
		WI	EI	WI	EI	WI	EI	WI	EI	WI	EI
80岁以下	1	0.0527	0.0492	0.0632	0.0627	0.1110	0.1040	0.0360	0.0357	0.0669	0.0655
	1~9	0.0453	0.0424	0.0722	0.0702	0.0236	0.0224	0.0324	0.0320	0.0344	0.0331
	9	-0.0229	-0.0217	-0.0494	-0.0459	0.0274	0.0257	0.0570	0.0557	0.0493	0.0452
80岁及以上	1	0.0263	0.0259	0.0329	0.0326	-0.0187	-0.0184	-0.0133	-0.0132	-0.0266	-0.0264
	1~9	0.0264	0.0264	-0.0310	-0.0309	-0.0454	-0.0451	-0.0328	-0.0327	-0.0285	-0.0285
	9	0.0299	0.0299	-0.0619	-0.0616	-0.0290	-0.0290	0.0057	0.0057	-0.0103	-0.0101

注：1. 1～9和9分别表示受教育年限在1年以下、1～9年和9年以上。

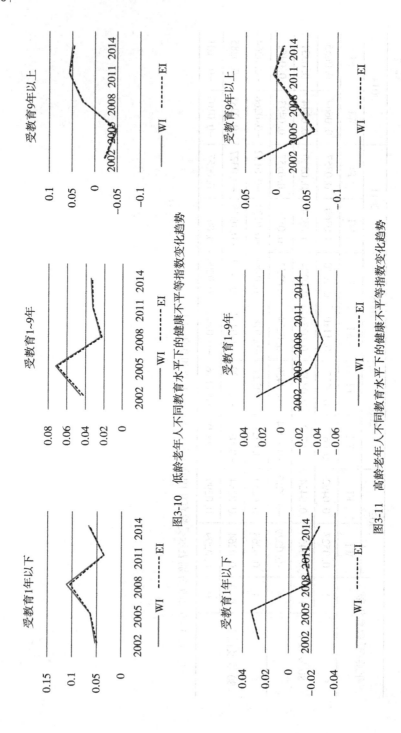

图3-10 低龄老年人不同教育水平下的健康不平等指数变化趋势

图3-11 高龄老年人不同教育水平下的健康不平等指数变化趋势

表3-21 不同受教育程度、出生队列和不同年龄老年人预期寿命和健康预期寿命的比较

年龄	女						男					
	没有受过教育		受教育1~5年		受教育6年及以上		没有受过教育		受教育1~5年		受教育6年及以上	
	HLE	LE	HLE	LE	HLE	LE	HLE	LE	HLE	LE	HLE	LE
1940年出生队列												
65	14.47	16.27	14.94	16.83	15.37	17.74	12.96	14.10	13.51	14.76	14.18	15.75
70	11.50	13.25	11.90	13.77	12.26	14.53	10.30	11.42	10.79	12.01	11.34	12.86
72	10.42	12.14	10.81	12.65	11.12	13.37	9.34	10.45	9.80	11.01	10.32	11.81
1930年出生队列												
72	9.83	11.68	10.15	12.11	10.41	12.85	8.79	9.98	9.17	10.46	9.63	11.26
75	8.34	10.15	8.63	10.55	8.84	11.22	7.48	8.65	7.84	9.09	8.22	9.81
78	7.01	8.77	7.27	9.13	7.44	9.74	6.31	7.45	6.64	7.87	6.96	8.49
79	6.60	8.34	6.85	8.69	7.00	9.27	5.96	7.08	6.27	7.49	6.57	8.09
80	6.21	7.93	6.45	8.27	6.58	8.82	5.62	6.73	5.92	7.12	6.20	7.70
81	5.83	7.53	6.07	7.86	6.19	8.39	5.29	6.39	5.58	6.77	5.84	7.32
82	5.47	7.15	5.70	7.47	5.81	7.98	4.98	6.06	5.26	6.42	5.50	6.96

续表

1920年出生队列

年龄	女						男					
	没有受过教育		受教育1~5年		受教育6年及以上		没有受过教育		受教育1~5年		受教育6年及以上	
	HLE	LE	HLE	LE	HLE	LE	HLE	LE	HLE	LE	HLE	LE
78	6.58	8.45	6.77	8.77	6.91	9.37	5.88	7.10	6.15	7.46	6.44	8.10
79	6.16	8.02	6.35	8.33	6.47	8.91	5.53	6.74	5.79	7.09	6.05	7.70
80	5.77	7.61	5.95	7.91	6.05	8.47	5.19	6.39	5.44	6.73	5.68	7.31
81	5.39	7.22	5.57	7.50	5.65	8.05	4.86	6.06	5.11	6.39	5.33	6.94
82	5.03	6.84	5.20	7.12	5.28	7.64	4.55	5.74	4.79	6.06	4.99	6.59
85	4.06	5.81	4.21	6.05	4.26	6.51	3.72	4.87	3.92	5.15	4.07	5.61
88	3.23	4.90	3.37	5.12	3.38	5.53	3.01	4.10	3.18	4.35	3.28	4.75
89	2.99	4.63	3.12	4.84	3.12	5.23	2.79	3.87	2.96	4.11	3.05	4.49
90	2.76	4.37	2.88	4.57	2.87	4.94	2.59	3.66	2.75	3.88	2.83	4.25
91	2.54	4.13	2.66	4.32	2.64	4.67	2.40	3.45	2.55	3.66	2.61	4.01
92	2.34	3.89	2.45	4.07	2.43	4.41	2.22	3.25	2.36	3.45	2.42	3.79

续表

1910年出生队列

年龄	女						男					
	没有受过教育		受教育1~5年		受教育6年及以上		没有受过教育		受教育1~5年		受教育6年及以上	
	HLE	LE	HLE	LE	HLE	LE	HLE	LE	HLE	LE	HLE	LE
88	2.94	4.73	3.03	4.92	3.02	5.34	2.71	3.90	2.84	4.12	2.92	4.53
89	2.70	4.47	2.79	4.65	2.77	5.05	2.50	3.68	2.63	3.88	2.70	4.28
90	2.47	4.21	2.56	4.39	2.53	4.77	2.30	3.47	2.43	3.66	2.48	4.04
91	2.26	3.97	2.34	4.14	2.31	4.51	2.12	3.27	2.24	3.45	2.28	3.81
92	2.07	3.75	2.14	3.91	2.11	4.26	1.95	3.08	2.06	3.25	2.10	3.60
95	1.56	3.14	1.62	3.28	1.58	3.60	1.50	2.57	1.59	2.72	1.60	3.02
100	0.93	2.35	0.98	2.45	0.94	2.72	0.93	1.91	0.99	2.02	0.99	2.26

数据来源：焦开山. 中国老年人健康预期寿命的不平等问题研究. 社会学研究, 2018 (1).

　　结合表 3-20、图 3-10 和图 3-11 进行初步分析发现，教育与老年人健康不平等的关系是复杂的。为了更进一步分析教育对老年人健康不平等的影响，本研究结合国内学者焦开山（2018）的计算结果进行比较分析，他利用 CLHLS 数据计算得到的不同教育背景、出生队列和不同年龄老年人预期寿命和健康预期寿命的对比如表 3-21 所示。

　　根据表 3-21 分析发现，在大多数情况下，受教育程度越高，预期寿命和健康预期寿命会更长；随着出生队列往后推移，受教育程度高的老年人的预期寿命和健康预期寿命通常比受教育程度低的老年人更长。表 3-21 中数据反映出受教育程度与老年人预期寿命和健康预期寿命的紧密关系。教育对老年人健康的作用随着出生队列的后移而逐渐加强，因此教育对老年人健康不平等的作用需要重视。

第四章　中国老年人健康不平等问题的形成机理分析

　　影响老年人健康不平等的因素分为直接因素和间接因素。因此，各因素在对老年人健康不平等产生影响的同时，它们之间的交互作用也会对老年人健康不平等产生影响。虽然不同因素对健康不平等影响的效应可能是多向的，但是健康不平等的结果是唯一的。所以，除了研究各因素与老年人健康不平等之间的因果关系外，研究不同因素对老年人健康不平等的综合影响也是重要的，综合分析各因素对健康不平等结果的影响具有普遍性解释意义。实际上，找到某项因素对健康不平等的总效应，就可以观察到制度和政策的改革效果。本章内容将根据不同因素对健康不平等的综合作用，结合中国国情和历史现实，分析中国老年人健康不平等的形成机理，并在下一章节作出实证检验。

第一节　人口学特征与老年人健康不平等

　　人口学特征包括性别、年龄和婚姻状况等多个方面。在此，笔者将婚姻状况与子女照料情况划分到老年生活模式的维度里，所以在人口学特征对老年人健康不平等产生影响的问题分析中，将重点放在性别和年龄两个方面。

一、性别与老年人健康不平等

　　从社会分工角度看，男性和女性在各生命周期阶段所扮演的社会角色差异对健康不平等产生影响。在中国，传统的思想是"男耕女织"和"男主外，女主内"，这种观念影响男性和女性的劳动时间分配策略，也会影响男性和女性在健康行为和健康结果上的差别。在经济转型发展过程中，女性的受教育程度越来越高，女性在正式工作上的劳动参与率提高，在传统观念未改变的情况下，女性不仅要承担正式工作，而且要承担大多数家务劳动，这可能会导致女性面临健康不平等。

从人力资本投资角度看，家庭教育投资决策中通常存在男性偏好，使得女性到中老年阶段以较大的概率失去教育带来的健康收益。受到封建思想的影响，"重男轻女"的现象并没有完全消除。在改革开放以前，部分地区称男孩为"读书的"，这体现了教育投资的男孩偏好观念。教育和职业对健康的性别平等具有重要影响，随着中国社会经济的发展，女性教育水平大幅度提升，这有助于实现中老年人的健康性别平等。

以城镇就业人员每周平均工作时间为例，对不同性别在劳动时间和社会角色等方面的差异进行分析，有助于解释老年人健康不平等性别差异的形成机理。城镇就业人员周平均工作时间的性别比较如表4-1所示。

表4-1　　　　城镇就业人员周平均工作时间的性别比较

单位：小时/周

分组/年份（性别）	2011		2013		2016	
	男性	女性	男性	女性	男性	女性
全部	47.0	45.2	47.5	45.5	46.8	45.2
按年龄分组						
16~19	48.0	48.1	49.5	49.2	48.9	47.7
20~24	47.5	46.1	48.5	46.7	47.5	45.7
25~29	47.4	45.8	47.8	46.0	47.1	45.3
30~34	47.8	46.1	47.9	46.3	47.2	45.4
35~39	48.0	46.2	48.3	46.6	47.2	45.5
40~44	47.9	45.8	48.4	46.6	47.2	45.8

续表

分组/年份（性别）	2011		2013		2016	
	男性	女性	男性	女性	男性	女性
45~49	46.8	45.0	47.7	45.6	46.9	45.6
50~54	45.5	43.1	46.4	43.7	46.1	44.6
55~59	44.8	40.1	45.4	40.2	45.3	42.9
60~64	42.1	36.6	43.8	36.9	44.6	39.8
65+	37.4	31.2	38.3	31.4	40.1	35.5
按职业分组						
单位负责人	47.7	47.8	48.5	48.1	47.8	47.9
专业技术人员	44.2	43.2	44.6	43.3	44.0	42.8
办事人员和有关人员	44.4	43.0	44.6	43.0	44.3	42.7
商业、服务业人员	50.1	49.0	50.3	49.4	49.0	47.8
农林牧渔水利业生产人员	40.6	35.7	40.8	35.6	41.3	37.5
生产、运输设备操作人员	48.9	48.4	49.7	49.0	48.6	48.1
其他	49.2	44.9	48.9	49.6	51.1	49.8
按受教育程度分组						
未上过学	42.6	38.9	42.9	38.0	44.7	40.6
小学	46.8	43.1	46.8	42.9	47.2	44.9
初中	48.9	47.1	49.7	47.5	49.3	47.6
高中	47.4	46.5	48.1	46.8	47.4	46.2
中等职业教育	—	—	—	—	46.7	45.3
高等职业教育	—	—	—	—	45.5	44.7
大专	44.5	43.0	44.7	43.8	44.3	43.2
大学本科	42.6	42.0	42.9	42.1	42.6	41.9
研究生	41.8	41.4	42.4	41.0	42.0	41.3

数据来源：根据 2017《中国劳动统计年鉴》整理，"—"部分数据缺失。

　　从表 4-1 可以看出，总体上，城镇就业人员中男性比女性周平均工作时间要多 1.6 小时至 2 小时；随着年龄组递增，男性和女性的周平均工作时间差距逐渐拉大；按职业分组时，发现农林牧渔水利业生产人员中男性比女性周平均工作时间更长，说明这个领域依然存在"男耕女织"的现象；按受教育程度分组时，受教育程度越高，男性和女性在周平均工作时间上的差异越小，在受教育程度较低的群体中，男性比女性的周平均工作时间更长。

　　根据表 4-2 数据，总体上看，2016 年城镇就业人员工作时间集中在每周 40 小时，但每周 41~48 小时的比例也占到 18.4%，说明存在加班情况，而工作时间在 48 小时以上的比例高达 31.5%，说明很多人不得不通过增加劳动时间来获得收入；在总计类别中，根据受教育程度分组，每周工作 40 小时的主要是受教育程度为高中及以上的群体，每周工作 48 小时以上的主要是受教育程度为初中和小学的群体，而每周工作 41~48 小时的主要是受教育为高职和中职的群体。从性别对比看，2016 年城镇就业人员中，每周工作时间为 40 小时的男性比女性少 2.5%，每周工作时间为 41~48 小时的男性比女性少 0.6%，但是每周工作时间为 48 小时以上的男性比女性多 5.6%，说明更多的男性不得不通过增加劳动时间实现"养家糊口"的社会功能，这部分人群主要依次是未上过学、最高只受过小学教育和中职教育的群体。

表 4-2　　　　2016 年城镇按受教育程度、性别分的
就业人员每周工作时间构成　　　　单位:%

受教育程度	合计	1~8 小时	9~19 小时	20~39 小时	40 小时	41~48 小时	48 小时以上
总计	100.0	1.1	1.1	5.4	42.4	18.4	31.5
未上过学	100.0	3.3	6.0	22.0	21.6	15.1	32.1
小学	100.0	2.0	3.3	14.2	21.9	17.6	40.9
初中	100.0	1.2	1.5	6.6	26.7	19.4	44.6
高中	100.0	1.1	0.8	3.9	39.5	21.1	33.7

续表

受教育程度	合计	1~8 小时	9~19 小时	20~39 小时	40 小时	41~48 小时	48 小时以上
中职教育	100.0	1.4	0.7	3.0	44.6	21.4	28.9
高职教育	100.0	1.0	0.6	3.0	49.0	22.2	24.3
大学专科	100.0	0.7	0.4	2.9	60.4	18.1	17.5
大学本科	100.0	0.6	0.3	2.9	72.4	12.2	11.6
研究生	100.0	0.6	0.5	3.4	77.2	7.0	11.4
男性	100.0	1.0	0.9	4.7	41.4	18.1	33.9
未上过学	100.0	2.7	4.5	17.2	22.1	15.5	37.9
小学	100.0	1.7	2.7	12.6	21.6	17.2	44.1
初中	100.0	1.1	1.3	5.6	26.2	18.9	46.9
高中	100.0	1.0	0.7	3.4	39.1	20.5	35.3
中职教育	100.0	1.4	0.7	2.8	43.2	20.3	31.7
高职教育	100.0	0.9	0.7	2.8	48.2	22.1	25.3
大学专科	100.0	0.7	0.3	2.6	58.9	18.2	19.3
大学本科	100.0	0.6	0.2	2.7	70.9	12.8	12.8
研究生	100.0	0.3	0.6	2.9	76.5	7.4	12.2
女性	100.0	1.2	1.4	6.5	43.9	18.7	28.3
未上过学	100.0	3.5	6.7	24.3	21.3	14.9	29.2
小学	100.0	2.2	4.0	15.9	22.2	18.1	37.5
初中	100.0	1.3	1.7	8.1	27.4	20.3	41.2
高中	100.0	1.2	0.9	4.6	40.1	22.3	30.9
中职教育	100.0	1.4	0.7	3.4	46.3	22.9	25.2
高职教育	100.0	1.2	0.5	3.3	50.0	22.2	22.8
大学专科	100.0	0.8	0.4	3.3	62.2	18.1	15.2
大学本科	100.0	0.7	0.4	3.1	74.1	11.6	10.1
研究生	100.0	0.9	0.3	3.9	78.1	6.5	10.2

注：根据 2017《中国劳动统计年鉴》整理。

二、年龄与老年人健康不平等

从生物医学角度看，年龄是导致健康差异的最基本因素，不同年龄的人群健康水平存在差异是自然的。根据健康的生命周期规律，老年阶段，尤其是高龄阶段，年龄对健康和健康差异的影响是更为明显的，因为老年时期的健康资本折旧率是越来越大的，健康资本是在加速折旧。随着年龄增长，个体的健康水平会逐渐降低，个体之间的健康差距也会随之降低。因此，年龄对老年人健康不平等的效应通常是年龄越大影响越小。

从社会经济角度看，家庭更倾向于对机会成本较高的成员进行健康投资。中国并没有实行全面公费医疗和免费医疗，在这种情景下，老年人医疗服务费用除了保险支付部分外，主要依靠个人和家庭自筹，由于不同个人和家庭对医疗服务的支付能力是有差别的，就会出现支付能力较低的老年人将无法享受医疗服务，由此产生不同社会经济阶层群体和个体间的健康不平等问题。但是，通常情况下，随着年龄的增加，老年人之间与收入相关的健康不平等会减少，与年龄相关的健康不平等因素即"年龄效应"逐渐发挥重要的作用。

根据《中国统计年鉴》数据，中国已经于2000年进入了老龄化社会。2000年，65岁的老年人生于1935年，100岁的老年人生于1900年；到2020年，65岁的老年人生于1955年，100岁老年人出生于1920年。1900年以来，中国社会经济发生了翻天覆地的变化，以中华人民共和国成立时间为节点，这段历史包括了部分近现代和全部现当代。2000年满100岁的老年人在1900年至1949年之间依次经历或见证了辛亥革命、五四运动、抗日战争、解放战争等重大历史事件，其年轻时期可能饱受战争、饥饿和疾病的冲击。这些老人后来又经历了诸多重要的历史社会经济事纪，他们的身体健康状况面临了外界环境从差到好的变化。经历不同历史事件和医疗制度改革进程的老年人，健康水平存在差异是难免的。经历了战争、饥饿和疾病灾难的老年人，健康状况比其他免于这些灾难的老年人更好，是现实决定的。

1949 年以来中国发生了诸多重要事纪，这些事纪可能导致老年人群体产生分流。不同层次和类别老年人面临的生活环境、工作条件、医疗卫生状况等均存在差异。对这些差异进行分析，有助于把握中国老年人健康不平等的"年龄效应"。如 1978 年改革开放使得东部沿海地区的群体先富起来，而中西部农村地区群体的发展滞后于东部沿海城市，因此这个现实难免造成东部居民和中西部居民之间的健康不平等。

第二节　社会经济地位差异与老年人健康不平等

社会经济地位常用收入水平、受教育程度、所居住区域或城乡、社会阶层、社会资本等来刻画，其中最主要是收入水平和受教育程度。同时，由于我国改革开放优先发展了东部沿海地区，并且长期以来存在明显的城市偏向，城乡发展长期以来受到二元结构的影响，所以在分析社会经济地位时考虑所在区域和城乡居民类型是非常必要的。为了能够较为深入地探讨社会经济地位差异对老年人健康不平等的影响机制，在这里重点分析收入差距、受教育程度和所居区域或城乡三个方面。

一、收入差距与老年人健康不平等

改革开放以来，我国长期以经济建设为中心，社会经济发展过程中对效率与公平问题采取的是"效率优先，兼顾公平"的原则。随着社会经济发展到新的阶段，我国在获得经济增长和国民收入增加的同时，也面临了居民收入差距扩大的风险和困境。收入差距通过影响居民医疗资源获取的差异，从而影响不同收入水平个体之间的健康状况的不平等程度。即使在相同环境下，高收入者和低收入者因对健康风险的抵御能力不同，依然会出现亲富性健康不平等现象。

　　根据国内学者田卫民（2010）①、储德银和张婷（2016）② 计算的基尼系数，并采用他们的方法增加了 2013 年的数据得到如表4-3 和表 4-4 所示 1995 年至 2013 年各地区基尼系数的分布情况。从这 2 个表可以观察到各地区基尼系数及其变化差异，因此，分析收入差距对老年人健康不平等的影响是非常必要的。表 4-3 计算了1995 年至 2013 年各地区居民的收入基尼系数，其中 1995 年基尼系数最高的 5 个地区依次为新疆、宁夏、青海、广西和甘肃；2004年基尼系数最高的 5 个地区依次为甘肃、陕西、贵州、青海和新疆；2013 年基尼系数最高的 5 个地区依次为甘肃、重庆、青海、新疆和山西。

表 4-3　　　　　　　　各地区居民收入基尼系数

	1995	1998	2001	2004	2007	2010	2013
北京	0.2405	0.2500	0.2695	0.2892	0.2801	0.2739	0.2780
天津	0.2776	0.2745	0.2990	—	—	—	0.2780
河北	0.2643	0.3096	0.3406	0.3470	0.3497	0.3686	0.3240
山西	0.3777	0.3357	0.3937	0.4147	0.4157	0.4251	0.4270
内蒙古	0.3390	0.3358	0.4085	0.4271	0.3971	0.4154	0.3970
辽宁	0.3154	0.2773	0.3331	0.3574	0.3827	0.3577	0.3390
黑龙江	0.3084	0.2801	0.3664	0.3731	0.3800	0.3484	0.3260
上海	0.2440	0.2293	0.2799	0.3183	0.3052	0.2839	0.2490
江苏	0.3078	0.2902	0.3104	0.3574	0.3767	0.3738	0.3520
浙江	0.3314	0.3292	0.3428	0.3611	0.3755	0.3731	0.3440
安徽	0.3417	0.3279	0.3640	0.3976	0.4123	0.3884	0.3630

　　① 田卫民. 省域居民收入基尼系数测算及其变动趋势分析. 经济科学，2012（2）.

　　② 储德银，张婷. 财政分权与收入不平等——基于面板门限回归模型的实证分析. 山西财经大学学报，2016（1）.

续表

	1995	1998	2001	2004	2007	2010	2013
福建	0.3265	0.3275	0.3613	0.3956	0.4045	0.3897	0.3740
江西	0.3018	0.2834	0.3640	0.3719	0.3930	0.3683	0.3570
河南	0.3316	0.3182	0.3641	0.3993	0.3931	0.3931	0.3500
湖北	0.3574	0.3282	0.3541	0.3182	0.3888	0.3792	0.3470
湖南	0.3849	0.3515	0.4053	0.4069	—	—	0.3630
广东	0.3583	0.3478	0.3813	0.4305	0.4252	0.4136	0.3910
广西	0.4224	0.3673	0.4158	0.4316	0.4535	0.4409	0.4210
重庆	0.4063	0.3835	0.4261	0.4353	0.4417	0.4003	0.4480
四川	0.3850	0.3534	0.3844	0.3816	0.3876	0.3931	0.3850
贵州	0.3474	0.3464	0.4326	0.4679	0.4907	0.4756	0.4230
云南	0.3275	0.2840	0.4001	0.4175	—	—	0.4003
陕西	0.4050	0.3860	0.4613	0.4698	0.4593	0.4123	0.4130
甘肃	0.4100	0.3774	0.4506	0.4831	0.4901	0.4600	0.4530
青海	0.4240	0.4018	0.4663	0.4552	0.4735	0.4693	0.4440
宁夏	0.4257	0.3555	0.4197	0.4225	0.4482	0.4361	0.4230
新疆	0.4378	0.4102	0.4546	0.4452	0.4308	0.4161	0.4360

注：根据田卫民（2010）、储德银和张婷（2016）的研究成果整理和计算得到，部分省份由于数据不全未列出。

表4-4　　　　　各地区城乡居民收入基尼系数

	1995		2004		2013	
	城镇	农村	城镇	农村	城镇	农村
北京	0.1972	0.2838	0.2576	0.3176	0.2550	0.2540
天津	0.2236	0.2890	—	—	0.2780	0.3430
河北	0.2344	0.1940	0.2534	0.2580	0.2680	0.2840
山西	0.2374	0.3090	0.2798	0.3483	0.2940	0.3270

续表

	1995		2004		2013	
	城镇	农村	城镇	农村	城镇	农村
内蒙古	0.2415	0.2920	0.2931	0.3536	0.2900	0.2320
辽宁	0.2603	0.2910	0.2875	0.3423	0.2890	0.1590
黑龙江	0.2863	0.3500	0.3141	0.3490	0.2960	0.3430
上海	0.2316	0.2871	0.2960	0.2615	0.2650	0.2380
江苏	0.1900	0.3400	0.3496	0.3168	0.3010	0.3400
浙江	0.2204	0.3272	0.3075	0.3184	0.3020	0.3400
安徽	0.1878	0.2326	0.2681	0.2885	0.2470	0.1770
福建	0.2213	0.2773	0.3233	0.3208	0.2930	0.3020
江西	0.2093	0.2737	0.2673	0.2824	0.2620	0.3080
河南	0.2037	0.2511	0.2761	0.2927	0.2690	0.1630
湖北	0.2182	0.2746	0.2549	0.3097	0.2760	0.1540
湖南	0.1964	0.2426	0.2804	0.3062	0.2890	0.3072
广东	0.2273	0.2488	0.3568	0.3090	0.3080	0.2910
广西	0.2257	0.3445	0.2837	0.2731	0.2430	0.3100
重庆	0.1810	0.2767	0.2924	0.2547	0.1920	0.3000
四川	0.2144	0.2630	0.3171	0.2640	0.2730	0.2800
贵州	0.2257	0.2529	0.2861	0.2827	0.2920	0.2920
云南	0.2089	0.3990	0.2771	0.3375	0.3171	0.3100
陕西	0.2600	0.2556	0.2931	0.3253	0.2600	0.2620
甘肃	0.1378	0.2870	0.2589	0.3956	0.2680	0.3360
青海	0.2194	0.3755	0.2703	0.3624	0.3520	0.3480
宁夏	0.2087	0.3569	0.2933	0.3540	0.3070	0.3760
新疆	0.2782	0.3919	0.2873	0.3787	0.2700	0.3260

注：根据田卫民（2010）、储德银和张婷（2016）的研究成果整理和计算得到，部分省份由于数据不全未列出。

　　根据收入差距对老年人健康不平等的影响机理，收入差距越大，老年人健康不平等程度就越深，但不同的收入差距分布可能会对健康不平等产生异质的影响。从上述分析可以发现，在1995年到2013年期间，各地区基尼系数即居民收入差距是明显变化的，收入差距最大的地区往往集中在西部地区。西部地区收入差距较大，同时收入水平相对于东部和中部地区更低，因此，西部地区的收入差距通常是低收入水平下的高收入差距。在实际中，医疗服务资源的价格在区域之间差距并不会十分明显，如果西部地区医疗服务价格超出大多数居民的接受能力，则会导致多数人"看不起病"，则可能会导致西部地区大多数人之间的健康不平等程度更小。

　　表4-4显示，1995年至2013年，大多数地区的城镇居民收入基尼系数大于农村居民收入基尼系数，说明农村内部的收入差距更大，农村家庭收入分化更为严重。根据《老龄蓝皮书：中国城乡老年人生活状况调查报告（2018）》数据，城乡老年人收入差距不断缩小。2014年，我国城市老年人收入只相当于同期城镇居民人均可支配收入的82.9%，仅相当于同期城镇单位在岗职工平均工资的41.7%。同年，农村老年人收入相当于同期农村居民人均可支配收入的72.7%。① 由此可见，老年人收入水平低于其他居民收入水平，尤其是城市退休老年人，他们的收入远低于在岗的职工收入。

　　另外，通过比较各地区居民人均可支配收入及其结构发现，中国居民收入差距具有明显的区域差异，这种差异不仅表现在可支配收入总量上，还表现在工资性收入、经营净收入、财产净收入和转移净收入结构上（如表4-5所示）。假设其他条件相同，工资收入主要取决于劳动的强度和时间，那么工资性收入占比高的地区可能会产生更高的健康成本。

---

　　① 党俊武. 老龄化蓝皮书：中国城乡老年人生活状况调查报告. 北京：社会科学文献出版社，2018.

表4-5　　　　不同地区 2017 年居民人均可支配收入来源　　单位：元

地区	可支配收入	工资性收入	经营净收入	财产净收入	转移净收入
全国	25973.8	14620.3	4501.8	2107.4	4744.3
北京	57229.8	35216.6	1408.3	9305.9	11299.0
天津	37022.3	23165.0	3262.2	3504.9	7090.3
河北	21484.1	13003.5	3210.8	1467.3	3802.6
山西	20420.0	11957.1	2624.1	1227.9	4610.9
内蒙古	26212.2	13899.7	6363.8	1287.6	4661.2
辽宁	27835.4	14596.2	4881.9	1342.7	7014.6
吉林	21368.3	10631.3	4712.7	898.7	5125.6
黑龙江	21205.8	10318.8	4499.3	993.0	5394.8
上海	58988.0	34365.4	1532.6	9030.1	14059.9
江苏	35024.1	20399.2	4994.2	3238.6	6392.1
浙江	42045.7	24137.3	7123.4	4741.6	6043.4
安徽	21863.3	11920.9	4878.9	1227.7	3835.8
福建	30047.7	17380.1	5600.1	2885.1	4182.4
江西	22031.4	12553.1	3760.9	1397.0	4320.4
山东	26929.9	15532.3	5892.6	1831.3	3673.8
河南	20170.0	10108.1	4574.5	1237.3	4250.1
湖北	23757.2	11830.6	5157.3	1501.9	5267.4
湖南	23102.7	11836.6	4483.5	1626.8	5155.7
广东	33003.3	23052.9	4420.9	3602.0	1927.5
广西	19904.8	9819.3	5014.1	1171.5	3899.8
海南	22553.2	13371.2	4285.7	1365.4	3530.9
重庆	24153.0	12603.8	4016.7	1525.5	6007.0
四川	20579.8	10013.6	4263.7	1362.9	4939.6
贵州	16703.6	8642.8	3842.1	903.3	3315.5
云南	18348.3	8468.1	4771.0	1850.9	3258.3

续表

地区	可支配收入	工资性收入	经营净收入	财产净收入	转移净收入
西藏	15457.3	7839.7	4482.3	753.4	2381.9
陕西	20635.2	11254.5	2629.5	1179.8	5571.4
甘肃	16011.0	8798.4	2982.2	1043.7	3186.7
青海	19001.0	11351.0	2861.2	949.0	3839.9
宁夏	20561.7	12270.3	3628.2	819.8	3843.3
新疆	19975.1	10907.2	4743.7	739.3	3584.9

数据来源：根据《中国统计年鉴（2018）》整理。

低收入老年人群体健康行为往往表现出收入效用大于健康效用的偏好特征，在健康未受到重大冲击时，他们往往选择牺牲健康而获取经济收益，于是他们通常会收紧健康和医疗的投入，甚至不缴纳医疗保险，以保证经济收益最大化。由于健康的积累效应非常强，当健康受到较大的冲击时，缺少多元医疗保险保护的低收入群体将更多地依靠家庭储蓄和债务等来支付昂贵的大病重病治疗费用。而对于高收入老年群体而言，他们往往在健康积累上投入更多，包括时间和医疗服务等，他们还会购买除了基本医疗保险外的其他补充保险，以保证健康风险得到更多的分摊。总体来说，自从进入老龄化社会以来，中国居民收入的基尼系数虽然一直在0.46以上，但是基尼系数随时间变化的大趋势是下降的，这对消减老年人健康不平等是好消息。图4-1为中国2003年到2017年基尼系数的分布趋势。

二、受教育程度差异与老年人健康不平等

教育与健康是人力资本的两个最重要的组成部分，两者之间的互补关系受到经济学家高度关注。大多数既有研究表明，教育和健康之间存在一种正相关关系。受教育程度差异影响老年人健康不平等的渠道是收入、行业职业、职位、社会资本和生活方式等。中国2000年开始进入老龄化社会，2000年百岁老人的出生年份为1900

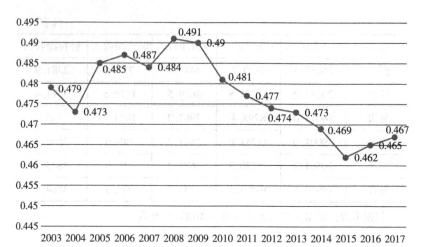

注：根据 Wind 数据库数据绘制，数据来源为国家统计局。

图 4-1 中国 2003—2017 年基尼系数分布趋势

年。从 1900 年以来，中国社会经济发生了翻天覆地的变化，也经历了从战乱到和平的发展，不同出生序列老年人受教育程度的差异较大。因此，需深入讨论中国老年人健康不平等受到教育因素的影响作用。

穆光宗、王志成和颜廷健等 2005 年基于第五次人口普查数据，比较分析了中国老年人的受教育状况。[①] 他们的结论主要是：（1）从国际比较看，我国受过良好教育的老年人口比例很低；（2）不同性别之间受教育程度以及文盲、文盲率的差别是显著的，且保持了某种历史的连续性；（3）我国具有较大开发价值的老年人才资源达到百万之众；（4）出生较晚的老人接受的教育更多；（5）城乡之间老年人口受教育水平发展的差距主要是由女性老年人口存在受教育程度差距所致。

他们的研究指出，中国 1990 年 60 岁及以上老年人口的总识字率为 29.55%，文盲、半文盲比重是 70.45%；2000 年我国 60 岁及以上老年人口的总识字率是 51.69%，文盲、半文盲比重是

———————

① 穆光宗，王志成，颜廷健，等．中国老年人口的受教育水平．市场与人口分析，2005（3）．

48.31%。从1990年到2000年的10年之间，老年人口总识字率增加了22%。从年龄段分组看，2000年60~64岁年龄组的文盲率相比1990年下降了20.55%；2000年65岁及以上年龄组的文盲率相比1990年下降了15%。这说明随着出生序列的后移，老年人的识字率越来越高。

他们还发现，在受教育程度方面，1936—1940年间出生人群的小学文化程度和初中文化程度比1926—1930年间出生人群增加17%；1935年以前出生群体小学文化程度和初中文化程度比1925年以前出生群体增加了13%。1936—1940年间出生人群高中及以上受教育程度比例比1926—1930年间出生人群少；1935年以前出生群体高中及以上受教育程度比例比1925年以前出生群体少。所以，以上两个时期出生的老年人中主要是具有初小文化程度的老年人口大幅增加。

张航空（2016）利用第六次人口普查数据对中国老年人受教育程度的分布情况进行了分析，得到1982—2010年老年人口受教育程度情况如表4-6所示。[1]

表4-6　　　**1982—2010年中国老年人口受教育程度状况**　　　单位:%

年份	未上过学	小学	初中	高中	大专及以上
2010	22.50	49.71	18.70	5.83	3.26
2000	47.54	36.83	9.46	4.12	2.05
1990	70.45	22.82	4.90	1.67	0.70
1982	79.39	16.37	3.06	0.86	0.32

数据来源：张航空.中国老年人口受教育水平现状及其变动.中国老年学杂志，2016（5）.

三、区域城乡差距与老年人健康不平等

老年人健康的区域不平等主要源自区域间的人口、经济与医疗

---

[1]　张航空.中国老年人口受教育水平现状及其变动.中国老年学杂志，2016（5）.

卫生体系的发展不匹配。区域间存在人口老龄化与经济发展水平不匹配的情况。在区域发展不平衡、阶层分化等宏观背景下，当前我国老年群体的健康不平等现象趋于严重。根据统计数据，结合 65 岁以上老年人占比、老年人口抚养比和人均 GDP 看，人口与经济发展水平出现不协调的情形。2000 年，65 岁以上老年占比最高的 5 个地区为上海、江苏、浙江、北京和天津，抚养比最高的 5 个地区为辽宁、吉林、黑龙江、安徽和广东，人均 GDP 最高的 5 个地区则为上海、北京、天津、浙江和广东。2016 年，65 岁以上老年占比最高的 5 个地区为重庆、四川、江苏、辽宁和上海，抚养比最高的 5 个地区为广东、广西、吉林、河北和山东，人均 GDP 最高的 5 个地区为北京、上海、天津、江苏和浙江。2000 年到 2016 年各地区 65 岁以上人口比和人均 GDP 分布如表 4-7 所示。2000 年到 2016 年各地区老年人口抚养比情况如表 4-8 所示。

表 4-7　　　各地区 65 岁以上人口比和人均 GDP 分布

地区/年份	65 岁以上比例（%）			人均 GDP（元/人）		
	2000	2010	2016	2000	2010	2016
北京	8.4	8.7	11.7	24122	73856	118198
天津	8.3	8.5	11.4	17353	72994	115053
河北	6.9	8.2	10.9	7592	28668	43062
山西	6.2	7.6	8.7	5722	26283	35532
内蒙古	5.4	7.6	9.4	6502	47347	72064
辽宁	7.8	10.3	13.2	11177	42355	50791
吉林	5.9	8.4	10.9	7351	31599	53868
黑龙江	5.4	8.3	11.9	8294	27076	40432
上海	11.5	10.1	13	29671	76074	116562
江苏	8.8	10.9	13.5	11765	52840	96887
浙江	8.8	9.3	11.6	13416	51711	84916
安徽	7.5	10.2	11.5	4779	20888	39561

续表

地区/年份	65 岁以上比例（%）			人均 GDP（元/人）		
	2000	2010	2016	2000	2010	2016
福建	6.5	7.9	9.9	11194	40025	74707
江西	6.1	7.6	9.6	4851	21253	40400
山东	8	9.8	11.7	9326	41106	68733
河南	7	8.4	10.1	5450	24446	42575
湖北	6.3	9.1	11.6	6293	27906	55665
湖南	7.3	9.8	11.9	5425	24719	46382
广东	6.1	6.8	7.7	12736	44736	74016
广西	7.1	9.2	9.7	4652	20219	38027
海南	6.6	7.8	8.2	6798	23831	44347
重庆	7.9	11.6	14	5616	27596	58502
四川	7.5	11	13.7	4956	21182	40003
贵州	5.8	8.6	9.6	2759	13119	33246
云南	6	7.6	8.4	4769	15752	31093
西藏	4.5	5.1	5	4572	17027	35184
陕西	5.9	8.5	10.7	4968	27133	51015
甘肃	5	8.2	10	4129	16113	27643
青海	4.3	6.3	7.2	5138	24115	43531
宁夏	4.5	6.4	7.8	5376	26860	47194
新疆	4.5	6.2	7.2	7372	25034	40564

数据来源：EPS 数据库。

表 4-8 各地区老年人口抚养比 单位:%

地区/年份	2000	2006	2008	2010	2014	2016
北京	9.10	9.58	10.66	10.10	11.10	11.50
天津	7.30	10.26	10.53	9.70	12.10	12.10

续表

地区/年份	2000	2006	2008	2010	2014	2016
河北	10.50	13.77	14.81	13.20	15.70	17.40
山西	7.80	10.50	11.61	10.50	13.10	14.20
内蒙古	7.20	10.35	11.67	10.40	11.90	15.30
辽宁	15.10	18.60	16.50	12.50	12.10	16.80
吉林	12.20	14.95	15.75	14.30	16.30	18.60
黑龙江	12.10	13.39	14.14	12.10	12.30	15.40
上海	11.10	14.91	15.54	14.20	14.50	16.20
江苏	9.30	12.87	13.83	10.30	10.10	13.90
浙江	9.00	12.68	12.17	10.80	13.20	13.90
安徽	11.30	12.71	13.06	13.20	15.80	16.30
福建	10.40	11.35	10.82	11.80	12.50	14.60
江西	8.90	13.37	13.47	11.80	13.90	15.90
山东	10.30	14.78	14.43	13.50	15.40	17.00
河南	8.70	9.78	10.22	8.90	11.00	10.20
湖北	10.70	13.07	13.60	13.40	13.90	14.10
湖南	10.00	12.51	12.88	11.20	10.50	11.50
广东	11.30	16.57	17.33	16.50	20.00	19.80
广西	10.60	16.42	16.08	15.20	20.00	19.50
海南	9.10	12.47	12.37	13.20	13.40	14.10
重庆	8.80	10.78	11.25	10.60	12.10	11.60
四川	7.10	9.25	9.34	7.20	7.90	7.00
贵州	8.60	12.30	12.97	11.10	14.30	14.40
云南	7.30	10.44	11.47	11.20	12.00	13.60
西藏	6.10	9.89	9.59	8.70	9.50	9.90
陕西	6.60	8.51	9.16	8.90	9.20	10.70
甘肃	6.60	9.39	10.00	8.90	9.50	10.30

续表

地区/年份	2000	2006	2008	2010	2014	2016
青海	10.00	10.90	13.04	12.00	13.70	15.00
宁夏	10.80	14.25	12.86	10.50	10.50	15.20
新疆	11.10	13.63	15.96	10.40	15.10	14.60

数据来源：EPS 数据库。

根据表 4-8 分析发现，2000 年，老年人口抚养比最高的 5 个地区依次为辽宁、吉林、黑龙江、安徽和广东；2008 年，老年人口抚养比最高的 5 个地区依次为广东、辽宁、广西、新疆和吉林；2016 年，老年人口抚养比最高的 5 个地区依次为广东、广西、吉林、河北和山东。简单分析可见，在 2000—2016 年之间，除了广东以外，其他地区的人口抚养比和经济社会发展水平大多不相适应，这可能导致地区之间的老年人健康不平等问题。

多项针对中国样本的实证研究表明了医疗卫生体系在区域间的分布差异对健康产生影响从而形成了不同地区老年人之间的健康差异。例如，明艳（2009）从预期寿命、妇幼保健、卫生服务资源、公共卫生 4 个方面探讨了健康水平的省际差异性和省内不均衡性，其主要结论为：在预期寿命较高的地区，妇幼保健水平较好，卫生服务资源较充足，健康差异问题主要集中在卫生服务资源的利用不足和传染病发病致死水平差异等方面；预期寿命较低的地区面临的健康问题则呈现出多元化特征。[1] 为深入分析医疗卫生体系对健康不平等的影响，在下一节对此展开讨论。

城乡之间老年人健康不平等的形成机制较区域老年人健康不平等形成机理更为复杂。因为它不仅仅涉及改革开放以来我国中西部农村人口向东部沿海地区迁移流动引起的老年人健康不平等，还包括了东、中、西内部城乡之间的系统性老年人健康不平等。

---

[1]　明艳. 我国人口健康水平区域间差异性与区域内不平衡性的聚类分析. 人口研究，2009（6）.

在长期城乡二元社会经济结构的影响下，城乡医疗和养老服务资源禀赋差异明显，社会经济发展不均衡问题突出，因此城乡老年人健康投资行为也存在差异，这导致的结果就是相同的要素和因素对城乡老年人健康结果可能产生不同影响，各因素对老年人健康不平等的边际效应可能存在较大的城乡差异。具体而言有两个主要原因：一是医疗养老服务资源在城乡之间分布不均，农村养老和医疗资源不足，老年人对医疗服务的利用机会不平等；二是城乡老年人健康行为受到预算约束和"收入-健康"效用差异的影响，老年人健康不平等状况和影响因素具有城乡异质性。

中国医疗和养老服务资源的城乡供需矛盾突出。医疗资源和卫生服务在空间、层级上分布不均衡。如，三级甲等医院大量占有医疗设备、医生、护理人员和人流量，而相比之下二级及基层医院资源不足，医疗服务体系供给"倒三角"和卫生需求"正三角"之间严重不匹配（如图 4-2 所示）。当前，我国养老产业发展不充分，民办养老力量不足。高端养老服务发展较好，但中低端普适性民办养老主体发展滞后的现象较普遍。养老服务体系存在较大的城乡和区域差距。老龄化出现"城乡倒挂"现象，而养老服务业与老龄化在城乡之间的分布不匹配，中西部地区、农村和郊区养老服务发展相比东部地区、大中型城市较为落后，养老服务存在供需错位的问题。

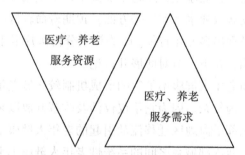

图 4-2　城乡医疗养老服务资源的供需错位示意图

在发展不充分不平衡背景下，城镇人口和农村人口健康行为的特征分别类似于富人和穷人的健康行为特征（如图 4-3 所示）。富人和穷人个体在工作和闲暇之间的偏好不同，他们的健康投资要素组合会发生复杂的变化。格罗斯曼健康需求模型表明，家庭会通过配置健康资源和其他资源使家庭效用最大化。穷人和富人在健康投资行为上存在较大的差异，就闲暇和劳动收入而言，不同社会经济地位个体的时间和劳动收入无差异曲线的倾斜度不同，低收入群体往往更偏向劳动收入，高收入群体往往偏好更多的闲暇。农村人口较难出现主动对健康进行投资的行为，因为在他们看来劳动收入往往被认为比健康更重要，尽管这不是他们愿意的。

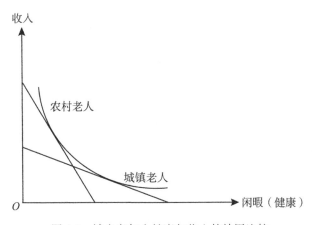

图 4-3　城乡老年人健康与收入的效用比较

　　从表 4-9 至表 4-10 观察到城乡之间人均医疗保健支出与医疗保健消费性支出占现金消费支出的比重不同，表明城乡健康投资行为的差异比较明显。2002 年，人均医疗保健支出城乡差额最大的 5 个地区依次为北京、河北、宁夏、云南和天津，人均医疗保健支出城乡差额最小的 5 个地区依次为内蒙古、湖北、江苏、安徽和江西；2008 年，人均医疗保健支出城乡差额最大的 5 个地区依次为天津、北京、河北、辽宁和重庆，人均医疗保健支出城乡差额最小的 5 个地区依次为福建、上海、贵州、西藏和江西；2017 年，人均医疗保健支出城乡差额最大的 5 个地区依次为北京、辽宁、上

海、新疆和陕西，人均医疗保健支出城乡差额最小的 5 个地区依次
为湖南、安徽、福建、广西和江西。人均医疗保健支出城乡差额最
大的排序中有经济发展水平靠后的地区，人均医疗保健支出城乡差
额最小的排序中有经济发展水平靠前的地区，说明区域和城乡之间
的医疗保健支出存在较为严重的两极分化现象。

表4-9　　　　　各地城乡人均医疗保健支出情况　　　单位：元

	2002		2008		2017	
	城镇	农村	城镇	农村	城镇	农村
北京	678.13	273.51	1293.89	629.69	2639.63	1351.66
天津	433.21	137.41	1164.40	306.06	2182.53	1336.62
河北	421.09	81.50	833.38	188.11	1547.58	930.84
山西	346.33	58.64	640.05	170.88	1648.30	770.76
内蒙古	268.52	113.49	719.31	281.33	1842.30	1192.11
辽宁	377.01	100.03	878.85	265.07	2324.62	1134.65
吉林	325.29	121.30	855.17	311.45	2050.80	1228.26
黑龙江	352.16	126.76	729.37	272.46	2014.12	1272.21
上海	560.17	266.18	857.59	571.38	2829.83	1707.08
江苏	298.77	147.23	688.98	263.72	1612.41	1154.26
浙江	532.81	250.50	859.56	452.31	1683.79	1180.41
安徽	203.30	69.21	554.57	177.08	1274.40	936.14
福建	282.71	102.63	501.90	174.30	1175.26	865.02
江西	151.89	72.24	385.85	167.69	884.78	648.11
山东	325.65	114.30	708.56	230.69	1612.15	1028.04
河南	300.04	68.78	626.92	173.16	1519.38	798.55
湖北	240.24	87.41	525.55	178.91	1783.56	1214.15
湖南	327.23	95.53	668.91	219.87	1370.88	988.58
广东	388.78	118.95	752.69	199.19	1316.21	806.96

续表

	2002		2008		2017	
	城镇	农村	城镇	农村	城镇	农村
广西	250.79	60.47	542.06	148.91	1070.65	785.01
海南	244.60	39.36	503.38	95.62	1407.15	588.80
重庆	334.80	85.56	749.69	168.53	1703.50	856.08
四川	300.22	82.36	511.96	174.73	1425.53	968.20
贵州	247.89	30.76	354.57	79.23	1056.09	527.33
云南	367.68	69.49	631.37	167.99	1527.04	623.09
西藏	221.79	41.58	272.66	49.90	583.22	151.76
陕西	361.74	86.52	678.38	222.43	2014.37	1045.26
甘肃	362.46	75.54	563.91	149.88	1582.68	823.57
青海	375.89	85.15	613.01	229.24	1751.67	1281.89
宁夏	408.99	98.60	645.71	239.47	1873.51	1041.78
新疆	300.82	86.41	598.44	210.61	1931.79	844.25

数据来源：由 EPS 平台数据计算得到，计算公式为：城镇（农村）人均年现金消费支出（元）×城镇（农村）医疗保健支出占消费性支出（%）。

表 4-10 显示，2002 年，医疗保健支出占消费性支出比重城乡差值最大的 5 个地区依次为河北（3.70）、山西（3.60）、贵州（3.00）、海南（2.70）和辽宁（2.50），医疗保健支出占消费性支出比重城乡差值最小的 5 个地区依次为安徽（-0.40）、天津（-0.50）、浙江（-0.50）、江苏（-0.80）和内蒙古（-0.90）；2008 年，医疗保健支出占消费性支出比重城乡差值最大的 5 个地区依次为河北（3.37）、海南（2.33）、云南（1.60）、河南（1.54）和山西（1.53），医疗保健支出占消费性支出比重城乡差值最小的 5 个地区依次为青海（-1.21）、宁夏（-1.21）、新疆（-1.36）、北京（-1.40）和上海（-1.49）；2017 年，医疗保健支出占消费性支出比重城乡差值最大的 5 个地区依次为海南（0.80）、西藏（0.50）、山

西（0.10）、云南（-0.30）和重庆（-0.50），医疗保健支出占消费性支出比重城乡差值最小的 5 个地区依次为甘肃（-2.90）、上海（-2.90）、广西（-3.20）、山东（-3.30）和青海（-5.50）。医疗保健支出占消费性支出比重城乡差值为负数且绝对值越大，说明农村医疗保健支出增加的速度和消费支出增加的速度匹配度越弱，即农村家庭医疗卫生消费增长过快，对其他消费支出存在挤压效应，这说明了农村"看病贵"问题的严重性。

表 4-10　　　各地区城乡医疗保健支出占消费性支出比重　　　单位:%

	2002		2008		2017	
	城镇	农村	城镇	农村	城镇	农村
北京	7.6	7.70	8.44	9.84	6.9	7.80
天津	6.20	6.70	9.68	8.65	7.70	8.40
河北	9.40	5.70	10.12	6.75	8.10	9.50
山西	8.40	4.80	7.90	6.37	9.70	9.60
内蒙古	6.40	7.30	7.75	8.64	8.10	10.40
辽宁	8.10	5.60	9.32	7.87	9.30	11.40
吉林	7.50	7.30	9.99	10.16	10.70	12.90
黑龙江	8.40	7.90	9.70	8.74	11.10	13.50
上海	6.00	5.60	4.97	6.46	7.10	10.00
江苏	5.40	6.20	6.43	5.51	6.10	8.00
浙江	6.70	7.20	6.10	6.65	5.60	6.80
安徽	4.50	4.90	6.50	6.43	6.50	9.10
福建	4.70	4.10	4.54	4.30	4.70	6.70
江西	3.90	4.20	4.94	5.60	5.00	7.10
山东	6.20	6.00	7.33	6.37	7.50	10.80
河南	7.30	5.00	8.01	6.47	8.40	9.30
湖北	5.00	5.30	6.04	5.79	8.90	11.10
湖南	5.90	4.80	7.44	6.51	6.40	9.30

续表

	2002		2008		2017	
	城镇	农村	城镇	农村	城镇	农村
广东	4.80	4.40	5.25	4.74	4.60	6.50
广西	4.80	3.90	6.65	5.42	6.20	9.40
海南	5.60	2.90	6.07	3.74	7.40	6.60
重庆	5.70	5.80	7.58	6.67	8.10	8.60
四川	5.80	5.50	5.89	6.36	6.90	9.50
贵州	5.80	2.80	4.57	4.14	5.50	7.00
云南	7.00	5.20	7.97	6.37	8.20	8.50
西藏	3.70	3.70	3.62	2.25	3.00	2.50
陕西	7.80	6.50	8.05	8.69	10.40	12.20
甘肃	8.20	6.70	7.16	7.43	8.10	11.00
青海	8.00	6.40	8.16	9.37	8.40	13.90
宁夏	8.90	7.10	8.26	9.47	9.20	11.40
新疆	6.10	6.40	7.60	8.96	9.10	10.20

数据来源：根据 EPS 平台整理。

第三节 医疗卫生状况差异与老年人健康不平等

医疗服务差异对老年人健康不平等产生影响的核心问题是不同老年人获取医疗服务资源的机会和能力存在差异，主要可以从医疗卫生条件差异和医疗卫生制度存在不完善之处 2 个方面进行分析。

一、医疗卫生条件差异与老年人健康不平等

在格罗斯曼健康需求模型中，医疗投入直接影响健康效用和健康产出，而医疗投入取决于医疗服务可及性。我国医疗卫生条件在宏观和微观层面均有差异。宏观上主要指医疗服务资源如机构、人

员、设施等在不同省份、地区之间的分布不均衡；微观上主要指不同家庭和个人使用医疗服务的便捷性、及时性以及数量和质量有差别。

在卫生保健部门中，医生的可得性实际上还不够，医生依然是非常稀缺的。尽管我国医生队伍在数量上可能逐渐增加，但是医生的工作时间、其他替代要素的投入、技术变化和病人的偏好选择以及医疗成本都长期被忽略了。当前，病人的选择是非常有限的，这实际上就是医生短缺的表现。

医疗服务资源总量不足，资源分布不均衡。中国在人均医疗机构、医疗人员和卫生经费等方面与世界发达国家相差尚远。医疗资源总体不足，以药养医、以检查养医导致"看病贵"问题。医疗资源和卫生服务在空间、层级上的分布不均衡。如，三级甲等医院大量占有医疗设备、医生、护理人员和人流量，而相比之下二级及基层医院资源不足且使用率不高，医疗服务体系供给"倒三角"和卫生需求"正三角"之间严重不匹配。

通过观察各地每万人医疗机构数，可以粗略看到不同地区之间医疗机构分布不均衡的状况。如表 4-11 所示，2002 年到 2008 年，各地每万人医疗机构数均维持在一个较低的水平上。而从 2009 年推进医疗改革新方案以来，各地每万人医疗机构数齐骤增到新的水平。其中，2009 年每万人机构数相比 2008 年以较大幅度增加的地区主要是增加了基层小型医疗机构数量。每万人医疗机构数增长较慢的地区包括北京、天津、上海、江苏等地，这些地区主要是在已经较为丰富的医院基础上增加部分基层医疗机构。所以，2008 年以前每万人医疗机构数量的多少更能够反映各地区医疗条件差异的情况，而 2009 年及以后用各地区每万人医疗机构数衡量医疗服务差异时需要进一步分析。

表 4-11　　　　　各地区每万人医疗机构数　　　　单位：个

地区	2002	2005	2008	2009	2011	2014	2016
北京	3.5123	3.1326	3.6685	5.2333	4.7028	4.4786	4.4975
天津	2.6226	2.3701	2.3673	3.4511	3.2679	3.2894	3.4846

续表

地区	2002	2005	2008	2009	2011	2014	2016
河北	2.7767	2.6341	2.2367	11.5102	11.0737	10.6846	10.5482
山西	2.9153	2.8107	2.7649	11.6478	11.2271	11.1779	11.4622
内蒙古	2.7576	3.1748	2.9304	9.2258	9.2297	9.3517	9.5246
辽宁	3.1316	3.5359	3.3898	8.0002	8.0376	8.0713	8.2529
吉林	2.7996	3.2235	3.5329	6.7675	7.1972	7.2278	7.6213
黑龙江	2.2961	2.1796	2.0727	5.7044	5.6727	5.5385	5.3633
上海	1.3473	1.3365	1.3181	2.0181	2.0196	2.0544	2.0727
江苏	1.6699	2.0195	1.7208	3.9143	4.0106	4.0195	4.0151
浙江	2.2420	2.5155	2.9336	5.6006	5.5858	5.5116	5.6433
安徽	1.4367	1.5028	1.2774	4.0449	3.8345	4.0809	3.9356
福建	4.8737	2.2305	1.2306	7.2594	7.2976	7.3647	7.1389
江西	2.6731	2.4748	1.8702	7.6726	8.7242	8.5586	8.3345
山东	1.8246	1.7650	1.5900	6.7460	7.0847	7.8672	7.7407
河南	1.3826	1.5516	1.2390	7.9817	8.1091	7.5407	7.4770
湖北	1.7969	1.6566	1.8044	5.7325	6.1870	6.2031	6.1774
湖南	2.2853	2.3724	2.2657	8.6169	9.0409	9.1392	8.9497
广东	1.7531	1.7749	1.5990	4.3745	4.3722	4.4839	4.4621
广西	2.0960	2.0206	2.1651	6.6629	7.3253	7.2922	7.0800
海南	3.5367	2.9758	2.5995	5.3947	5.4914	5.6202	5.6096
重庆	2.1137	2.2802	2.2068	5.7702	6.0466	6.2745	6.5397
四川	3.4777	2.9021	2.5483	8.9082	9.4180	9.9595	9.6239
贵州	1.8301	1.7617	1.6263	6.9853	7.4785	8.2654	7.8810
云南	2.0305	2.2719	2.0359	4.8928	5.0201	5.1508	5.0794
西藏	5.0299	4.9214	4.5411	16.7534	21.7888	21.3679	20.6495
陕西	3.4031	3.1710	2.3701	9.1033	9.7238	9.8668	9.5982
甘肃	4.3706	4.6558	4.1294	9.9018	10.3869	10.7742	10.8034

地区	2002	2005	2008	2009	2011	2014	2016
青海	2.7410	2.7219	2.8556	10.6984	10.3644	10.7050	10.6088
宁夏	2.3951	2.4547	2.6359	6.6384	6.4664	6.4275	6.3022
新疆	5.4047	4.0234	3.1624	6.5975	7.8823	8.2128	7.8503

数据来源：根据国家统计数据计算得到，计算公式为：医疗机构数/年末常住人口。

　　由于机构规模存在差异，使用每万人医疗机构数衡量医疗条件会出现较大误差。因此，笔者计算出每万人三级医院、每万人二级医院和每万人一级医院数量来进行进一步探讨。使用不同等级医院数据与人口数据计算出各地区不同年份各等级医院的人均占有量，以观察不同等级医院人均占有量的时空变化，所得数据如表4-12到表4-14所示。通过观察，2008—2009年各地每万人三级医院、每万人二级医院和每万人一级医院在数量上并不存在骤增趋势，反映出2009年的医疗改革主要向基层医院和乡村医院加大了投入。

　　根据表4-12数据，2003年，每万人三级医院最多的5个地区依次为北京（0.0343）、天津（0.0287）、青海（0.0187）、上海（0.0164）和黑龙江（0.0160），每万人三级医院最少的5个地区依次为河北（0.0044）、西藏（0.0037）、河南（0.0030）、安徽（0.0028）和贵州（0.0026）；2008年，每万人三级医院最多的5个地区依次为天津（0.0306）、北京（0.0282）、辽宁（0.0199）、黑龙江（0.0173）和浙江（0.0146），每万人三级医院最少的5个地区依次为四川（0.0058）、贵州（0.0058）、河北（0.0056）、安徽（0.0049）和河南（0.0037）；2016年，每万人三级医院最多的5个地区依次为北京（0.0428）、辽宁（0.0283）、青海（0.0270）、天津（0.0269）和内蒙古（0.0266），每万人三级医院最少的5个地区依次为安徽（0.0107）、湖南（0.0100）、河北（0.0092）、河南（0.0090）和贵州（0.0082）。每万人三级医院最多的情形有两种：第一种是医院数量多，第二种是人口数量稀少。北京、天津和上海等通常属于第一种情形，青海、黑龙江和内蒙古等通常属于第二种情形。每万人三级医院数量最少的情形也有两种：第一种是医院数量过少，第二种是人口过多。

表4-12　　　　　各地区每万人三级医院数量变化情况　　　单位：个

	2003	2005	2008	2009	2011	2014	2016
北京	0.0343	0.0293	0.0282	0.0269	0.0253	0.0339	0.0428
天津	0.0287	0.0230	0.0306	0.0277	0.0251	0.0257	0.0269
河北	0.0044	0.0047	0.0056	0.0057	0.0061	0.0084	0.0092
山西	0.0100	0.0072	0.0114	0.0125	0.0131	0.0137	0.0158
内蒙古	0.0096	0.0092	0.0123	0.0134	0.0133	0.0220	0.0266
辽宁	0.0147	0.0149	0.0199	0.0200	0.0196	0.0264	0.0283
吉林	0.0070	0.0077	0.0077	0.0080	0.0105	0.0156	0.0168
黑龙江	0.0160	0.0162	0.0173	0.0180	0.0183	0.0224	0.0242
上海	0.0164	0.0148	0.0140	0.0140	0.0153	0.0181	0.0194
江苏	0.0063	0.0051	0.0082	0.0083	0.0123	0.0170	0.0186
浙江	0.0099	0.0090	0.0146	0.0146	0.0150	0.0223	0.0236
安徽	0.0028	0.0023	0.0049	0.0051	0.0065	0.0100	0.0107
福建	0.0071	0.0059	0.0096	0.0104	0.0116	0.0155	0.0165
江西	0.0047	0.0065	0.0059	0.0081	0.0102	0.0114	0.0128
山东	0.0079	0.0065	0.0091	0.0086	0.0084	0.0119	0.0151
河南	0.0030	0.0032	0.0037	0.0038	0.0060	0.0092	0.0090
湖北	0.0081	0.0093	0.0105	0.0108	0.0111	0.0174	0.0206
湖南	0.0050	0.0051	0.0066	0.0069	0.0074	0.0098	0.0100
广东	0.0055	0.0055	0.0074	0.0076	0.0089	0.0123	0.0147
广西	0.0086	0.0086	0.0096	0.0095	0.0108	0.0118	0.0130
海南	0.0074	0.0072	0.0070	0.0069	0.0068	0.0122	0.0207

	2003	2005	2008	2009	2011	2014	2016
重庆	0.0068	0.0050	0.0063	0.0052	0.0062	0.0077	0.0112
四川	0.0055	0.0056	0.0058	0.0064	0.0083	0.0154	0.0174
贵州	0.0026	0.0067	0.0058	0.0065	0.0078	0.0140	0.0082
云南	0.0078	0.0108	0.0081	0.0081	0.0086	0.0115	0.0140
西藏	0.0037	0.0071	0.0068	0.0068	0.0066	0.0126	0.0211
陕西	0.0087	0.0087	0.0091	0.0097	0.0123	0.0132	0.0142
甘肃	0.0071	0.0047	0.0098	0.0110	0.0121	0.0143	0.0138
青海	0.0187	0.0129	0.0126	0.0180	0.0176	0.0240	0.0270
宁夏	0.0103	0.0084	0.0081	0.0064	0.0063	0.0121	0.0193
新疆	0.0088	0.0075	0.0094	0.0083	0.0081	0.0100	0.0146

数据来源：使用《中国卫生和计划生育统计年鉴》数据计算得到，计算公式为：三级医院数量/年末常住人口。

根据表4-13数据，2003年，每万人二级医院最多的5个地区依次为青海（0.0861）、黑龙江（0.0763）、吉林（0.0706）、内蒙古（0.0687）和天津（0.0682），每万人二级医院最少的5个地区依次为安徽（0.0261）、海南（0.0259）、贵州（0.0251）、河南（0.0241）和江西（0.0235）；2008年，每万人二级医院最多的5个地区依次为青海（0.1426）、宁夏（0.1117）、新疆（0.1009）、黑龙江（0.0876）和内蒙古（0.0867），每万人二级医院最少的5个地区依次为安徽（0.0393）、江苏（0.0356）、广西（0.0355）、广东（0.0296）和海南（0.0281）；2016年，每万人二级医院最多的5个地区依次为青海（0.1551）、内蒙古（0.1079）、宁夏（0.1052）、新疆（0.0972）和山西（0.0926），每万人二级医院最少的5个地区依次为浙江（0.0397）、海南（0.0382）、天津（0.0371）、广东（0.0355）和西藏（0.0332）。

表 4-13　　　各地区每万人二级医院数量变化情况　　　单位：个

	2003	2005	2008	2009	2011	2014	2016
北京	0.0563	0.0494	0.0519	0.0495	0.0441	0.0525	0.0580
天津	0.0682	0.0642	0.0612	0.0456	0.0369	0.0356	0.0371
河北	0.0436	0.0469	0.0630	0.0608	0.0577	0.0567	0.0645
山西	0.0459	0.0578	0.0698	0.0659	0.0660	0.0724	0.0926
内蒙古	0.0687	0.0603	0.0867	0.0867	0.0830	0.0886	0.1079
辽宁	0.0463	0.0514	0.0663	0.0633	0.0621	0.0588	0.0656
吉林	0.0706	0.0622	0.0794	0.0748	0.0728	0.0716	0.0790
黑龙江	0.0763	0.0749	0.0876	0.0839	0.0832	0.0835	0.0908
上海	0.0646	0.0508	0.0551	0.0529	0.0477	0.0441	0.0434
江苏	0.0327	0.0300	0.0356	0.0350	0.0328	0.0410	0.0466
浙江	0.0379	0.0357	0.0457	0.0438	0.0395	0.0399	0.0397
安徽	0.0261	0.0260	0.0393	0.0391	0.0416	0.0457	0.0512
福建	0.0326	0.0267	0.0398	0.0401	0.0398	0.0420	0.0496
江西	0.0235	0.0278	0.0448	0.0417	0.0403	0.0412	0.0464
山东	0.0313	0.0370	0.0427	0.0405	0.0402	0.0434	0.0498
河南	0.0241	0.0253	0.0459	0.0457	0.0457	0.0447	0.0478
湖北	0.0382	0.0408	0.0425	0.0420	0.0413	0.0435	0.0511
湖南	0.0324	0.0332	0.0462	0.0456	0.0431	0.0427	0.0487
广东	0.0264	0.0285	0.0296	0.0285	0.0288	0.0280	0.0355
广西	0.0280	0.0309	0.0355	0.0358	0.0379	0.0387	0.0451
海南	0.0259	0.0217	0.0281	0.0266	0.0274	0.0277	0.0382
重庆	0.0364	0.0357	0.0465	0.0374	0.0373	0.0354	0.0417
四川	0.0391	0.0412	0.0510	0.0474	0.0480	0.0533	0.0646
贵州	0.0251	0.0292	0.0487	0.0461	0.0438	0.0536	0.0692
云南	0.0366	0.0537	0.0581	0.0512	0.0494	0.0575	0.0706

	2003	2005	2008	2009	2011	2014	2016
西藏	0.0368	0.0357	0.0479	0.0372	0.0330	0.0314	0.0332
陕西	0.0621	0.0602	0.0777	0.0730	0.0713	0.0747	0.0873
甘肃	0.0378	0.0424	0.0627	0.0630	0.0608	0.0645	0.0705
青海	0.0861	0.1068	0.1426	0.1436	0.1444	0.1458	0.1551
宁夏	0.0448	0.0755	0.1117	0.0912	0.0939	0.0876	0.1052
新疆	0.0600	0.0647	0.1009	0.0950	0.1000	0.0988	0.0972

数据来源：使用《中国卫生和计划生育统计年鉴》数据计算得到，计算公式为：二级医院数量/年末常住人口。

根据表4-14数据，2003年，每万人一级医院最多的5个地区依次为北京（0.1188）、西藏（0.0882）、天津（0.0762）、新疆（0.0755）和黑龙江（0.0501），每万人一级医院最少的5个地区依次为浙江（0.0041）、贵州（0.0039）、云南（0.0039）、甘肃（0.0035）和上海（0.0001）；2008年，每万人一级医院最多的5个地区依次为新疆（0.1962）、北京（0.1807）、西藏（0.1301）、黑龙江（0.0818）和天津（0.0765），每万人一级医院最少的5个地区依次为上海（0.0112）、甘肃（0.0094）、江西（0.0075）、浙江（0.0044）和青海（0.0036）；2016年，每万人一级医院最多的5个地区依次为西藏（0.2628）、新疆（0.2198）、北京（0.1813）、贵州（0.144）和天津（0.1261），每万人一级医院最少的5个地区依次为江西（0.0196）、甘肃（0.0161）、青海（0.0106）、浙江（0.0077）和上海（0.0045）。

表4-14　　　　各地区每万人一级医院数量变化情况　　　单位：个

	2003	2005	2008	2009	2011	2014	2016
北京	0.1188	0.1248	0.1807	0.1656	0.1724	0.1719	0.1813
天津	0.0762	0.0968	0.0765	0.0822	0.0915	0.1081	0.1261

续表

	2003	2005	2008	2009	2011	2014	2016
河北	0.0186	0.0166	0.0478	0.0490	0.0555	0.0688	0.1104
山西	0.0338	0.0346	0.0519	0.0534	0.0526	0.0565	0.0899
内蒙古	0.0205	0.0187	0.0409	0.0533	0.0524	0.0858	0.1044
辽宁	0.0314	0.0303	0.0570	0.0548	0.0568	0.0726	0.1000
吉林	0.0351	0.0324	0.0366	0.0328	0.0287	0.0283	0.0395
黑龙江	0.0501	0.0492	0.0818	0.0831	0.0743	0.0817	0.0979
上海	0.0001	0.0069	0.0112	0.0077	0.0051	0.0045	0.0045
江苏	0.0327	0.0385	0.0613	0.0620	0.0736	0.0812	0.0861
浙江	0.0041	0.0048	0.0044	0.0042	0.0033	0.0049	0.0077
安徽	0.0166	0.0194	0.0393	0.0405	0.0617	0.0615	0.0663
福建	0.0060	0.0048	0.0151	0.0142	0.0161	0.0181	0.0808
江西	0.0045	0.0046	0.0075	0.0095	0.0129	0.0148	0.0196
山东	0.0175	0.0263	0.0411	0.0396	0.0428	0.0594	0.0716
河南	0.0138	0.0161	0.0403	0.0403	0.0458	0.0639	0.0862
湖北	0.0288	0.0217	0.0222	0.0231	0.0231	0.0306	0.0427
湖南	0.0117	0.0096	0.0279	0.0301	0.0288	0.0392	0.0512
广东	0.0132	0.0174	0.0225	0.0221	0.0189	0.0207	0.0295
广西	0.0101	0.0118	0.0147	0.0138	0.0151	0.0225	0.0294
海南	0.0136	0.0097	0.0281	0.0266	0.0285	0.0299	0.0763
重庆	0.0114	0.0111	0.0187	0.0220	0.0250	0.0371	0.0482
四川	0.0091	0.0090	0.0136	0.0148	0.0188	0.0297	0.0322
贵州	0.0039	0.0094	0.0367	0.0416	0.0499	0.0989	0.1440
云南	0.0039	0.0056	0.0165	0.0147	0.0216	0.0305	0.0442
西藏	0.0882	0.0464	0.1301	0.1453	0.1452	0.1415	0.2628
陕西	0.0210	0.0228	0.0468	0.0461	0.0478	0.0509	0.0761
甘肃	0.0035	0.0051	0.0094	0.0067	0.0059	0.0077	0.0161

续表

	2003	2005	2008	2009	2011	2014	2016
青海	0.0094	0.0018	0.0036	0.0018	0.0024	0.0017	0.0106
宁夏	0.0103	0.0369	0.0647	0.0720	0.0657	0.0574	0.0652
新疆	0.0755	0.0781	0.1962	0.2126	0.2250	0.2263	0.2198

数据来源：使用《中国卫生和计划生育统计年鉴》数据计算得到，计算公式为：一级医院数量/年末常住人口。

表4-12到表4-14数据显示，各地每万人三级、二级和一级医院数量在2003年到2016年之间的变化总体上呈上升趋势，但上升的幅度和绝对数量存在较大的空间差异。其中，每万人三级医院上升幅度最大的5个地区有西藏、内蒙古、浙江、辽宁和海南，上升幅度最小的5个地区有湖南、河北、重庆、广西和上海，保持平衡或有所下降的有天津；每万人二级医院上升幅度最大的5个地区有青海、宁夏、山西、贵州和内蒙古，上升幅度最小的5个地区有广东、吉林、重庆、浙江和北京，保持平衡或有所下降的有西藏、上海和天津；每万人一级医院上升幅度最大的5个地区有西藏、新疆、贵州、河北和内蒙古，上升幅度最小的5个地区有甘肃、上海、吉林、浙江和青海。2016年各地三级、二级和一级医院的绝对数如图4-4所示，从图中可以直观地观察到医院数量的地区差异。

为更全面深入地分析各地医疗条件的差异，进一步考察各地区卫生人员数和医疗设施的分布情况。如表4-15数据显示，2002年，每万人卫生人员数最多的5个地区依次为北京（101.1349）、上海（81.7594）、天津（77.569）、辽宁（63.5824）和吉林（59.4113），每万人卫生人员数最少的5个地区依次为广西（30.9594）、重庆（30.926）、云南（30.7212）、安徽（29.0033）和贵州（23.7709）；2008年，每万人卫生人员数最多的5个地区依次为北京（114.6354）、上海（85.8898）、天津（73.0323）、辽宁（63.7057）和新疆（61.0859），每万人卫生人员数最少的5个

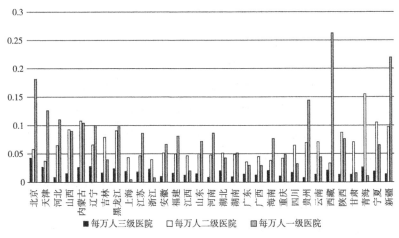

图 4-4　各地区 2016 年每万人三级、二级和一级医院数量对比

地区依次为江西（38.2891）、安徽（37.0722）、福建（34.4653）、
云南（33.427）和贵州（27.9562）；2017 年，每万人卫生人员数
最多的 5 个地区依次为北京（145.2041）、陕西（102.6978）、西
藏（99.1484）、浙江（98.2351）和上海（94.1894），每万人卫生
人员数最少的 5 个地区依次为云南（76.8904）、福建（76.8527）、
甘肃（75.8397）、江西（68.7577）和安徽（65.141）。

表 4-15　　　　　　　　各地区每万人卫生人员数　　　　　　单位：人

地区	2002	2005	2008	2011	2014	2017
北京	101.1349	102.0605	114.6354	116.7172	127.3401	145.2041
天津	77.5690	74.3816	73.0323	73.9255	73.6137	83.2075
河北	38.9313	40.0561	43.3870	62.0229	69.4579	78.5331
山西	50.6056	51.8337	56.0399	75.5989	79.2944	86.1669
内蒙古	50.6969	50.7879	54.3393	70.5987	81.0375	92.1558
辽宁	63.5824	62.8273	63.7057	72.8077	77.2460	87.1859
吉林	59.4113	57.8133	59.3647	70.1855	74.8881	82.5697

续表

地区	2002	2005	2008	2011	2014	2017
黑龙江	52.0705	50.0450	53.2099	69.3965	73.9614	79.2560
上海	81.7594	74.2430	85.8898	75.2586	83.1554	94.1894
江苏	40.8351	42.2815	47.0034	60.9973	74.0652	86.2465
浙江	42.8438	48.2232	56.3164	68.4893	82.7540	98.2351
安徽	29.0033	31.6949	37.0722	52.8455	60.1121	65.1410
福建	35.7825	33.5649	34.4653	58.4909	71.8870	76.8527
江西	33.8058	32.1728	38.2891	54.4942	61.8155	68.7577
山东	40.3891	41.2803	46.5126	71.5604	85.6547	91.7344
河南	34.7364	38.6208	42.0064	66.4139	78.9682	86.5828
湖北	42.9050	45.9305	49.8743	63.4205	75.3377	86.4188
湖南	37.0471	40.2186	44.1099	58.8197	68.6795	78.2328
广东	41.1523	39.6476	50.2742	59.6450	68.3115	77.3672
广西	30.9594	33.9850	39.4834	61.0426	75.2255	82.8583
海南	45.0809	44.9143	49.9789	64.8723	73.7054	83.6037
重庆	30.9260	33.8674	38.3987	58.5128	70.3781	83.2046
四川	33.7314	34.1593	39.8777	62.8214	77.0194	85.5094
贵州	23.7709	25.4300	27.9562	48.7455	67.7075	84.3229
云南	30.7212	31.9494	33.4270	46.4986	59.9830	76.8904
西藏	38.4831	38.9206	40.6969	73.3795	83.4308	99.1484
陕西	45.1132	44.4005	48.7799	73.5944	89.0829	102.6978
甘肃	36.8280	37.4476	39.6419	56.8249	69.0729	75.8397
青海	44.4348	42.2155	46.1516	68.2835	79.5249	93.8094
宁夏	44.7378	46.2416	51.0858	65.3490	76.6073	90.9413
新疆	58.1475	58.2910	61.0859	75.9746	86.8795	91.7661

数据来源：使用 EPS 数据平台数据计算得到。

表 4-16 数据显示，2002 年，每千人口医疗卫生机构床位数最多的 5 个地区依次为北京（6.31）、上海（5.7）、天津（4.12）、辽宁（3.8）和新疆（3.49），每千人口医疗卫生机构床位数最少的 5 个地区依次为江西（1.9）、重庆（1.88）、安徽（1.75）、广西（1.71）和贵州（1.5）；2008 年，每千人口医疗卫生机构床位数最多的 5 个地区依次为上海（7）、北京（6.99）、天津（4.73）、新疆（4.65）和辽宁（4.31），每千人口医疗卫生机构床位数最少的 5 个地区依次为重庆（2.52）、安徽（2.37）、广西（2.3）、江西（2.29）和贵州（2.06）；2017 年，每千人口医疗卫生机构床位数最多的 5 个地区依次为新疆（6.85）、辽宁（6.83）、四川（6.79）、重庆（6.71）和湖南（6.59），每千人口医疗卫生机构床位数最少的 5 个地区依次为西藏（4.78）、福建（4.66）、海南（4.53）、广东（4.41）和天津（4.39）。分析可知，2002—2017 年，各地医疗卫生人员和设施条件的差异是比较大的，这是各地健康差异形成的一个重要机制。

表 4-16　　　各地区每千人口医疗卫生机构床位数　　　单位：张

	2002	2005	2008	2011	2014	2017
北京	6.31	6.41	6.99	7.40	5.10	5.56
天津	4.12	4.18	4.73	4.94	4.01	4.39
河北	2.22	2.24	3.00	3.63	4.37	5.25
山西	3.07	3.10	3.71	4.49	4.86	5.34
内蒙古	2.58	2.69	3.33	4.08	5.15	5.94
辽宁	3.80	3.85	4.31	5.07	5.82	6.83
吉林	3.01	3.08	3.66	4.45	5.12	5.66
黑龙江	2.99	2.96	3.54	4.31	5.25	6.38
上海	5.70	5.75	7.00	7.55	4.84	5.57
江苏	2.32	2.54	3.20	3.94	4.93	5.84
浙江	2.43	2.85	3.43	4.07	4.46	5.54

	2002	2005	2008	2011	2014	2017
安徽	1.75	1.84	2.37	2.97	4.14	4.89
福建	2.03	2.16	2.55	3.50	4.33	4.66
江西	1.90	1.79	2.29	2.85	4.11	5.06
山东	2.25	2.51	3.41	4.34	5.11	5.84
河南	1.93	2.02	2.55	3.20	4.87	5.85
湖北	2.06	2.14	2.74	3.63	5.46	6.37
湖南	1.94	2.12	2.70	3.61	5.28	6.59
广东	2.15	2.45	3.03	3.76	3.78	4.41
广西	1.71	1.76	2.30	2.83	4.24	4.94
海南	2.22	2.13	2.53	3.14	3.82	4.53
重庆	1.88	1.94	2.52	3.47	5.37	6.71
四川	2.06	2.13	2.74	3.69	5.65	6.79
贵州	1.50	1.50	2.06	2.77	5.19	6.51
云南	2.16	2.31	2.89	3.80	4.77	5.72
西藏	2.24	2.41	3.10	3.17	3.75	4.78
陕西	2.56	2.69	3.28	3.94	5.28	6.29
甘肃	2.24	2.30	2.86	3.48	4.72	5.58
青海	3.07	2.92	3.26	4.15	5.66	6.41
宁夏	2.27	2.80	3.35	3.96	4.91	5.84
新疆	3.49	3.86	4.65	5.69	6.22	6.85

数据来源：使用 EPS 数据平台数据计算得到。

二、医疗卫生制度对老年人健康不平等的影响

医疗卫生制度是健康不平等的重要影响因素，医疗卫生制度的

改革对健康和健康不平等具有综合性影响。我国改革医疗卫生制度改革时期的重要特征是旧体系已不能满足社会发展需要，新体系尚未形成和完善。医疗制度和医院管理模式引致诸多问题，如公立医院模式存在制度缺陷等，医疗卫生改革成为各界关注的焦点。医疗卫生制度改革需构建一个庞大的系统，包括但不限于这些方面：（1）建立健康"安全网"，控制医疗卫生费用，以防医疗成本增长过快；（2）保证卫生保健的可及性，实施强制性雇主投保与个人投保，将健康保险与就业保险分离，建设单一支付体系和多元保险体系；（3）发展替代性供给系统，建立消费者驱动的健康保险计划以及健康储蓄账户；（4）提升医疗服务质量，扩大医务人员队伍，加强新技术应用等。

在计划经济时期，我国农村采用"赤脚医生"制度，较好地解决了农村地区和低收入群体的医疗可及性问题，曾被世界卫生组织和世界银行誉为"以最少的投入获得了最大健康收益"的"中国模式"。但是，随着改革开放的推进与深入，市场机制介入医疗卫生行业，政府调控力下降，医疗资源配置不合理现象日趋明显。医疗资源集中在大城市和经济发达的地区，而郊区、农村和落后地区医疗资源稀缺，医疗服务供给能力不足，导致健康机会不平等和健康结果不平等。改革开放以来，我国医疗卫生支出的责任越来越多地从政府转向居民，政府预算卫生支出在卫生总费用的构成中也越来越低。城市居民得到了比农村居民更多的医疗卫生服务，富人得到了比穷人更多的医疗卫生服务。不同收入阶层之间的医疗服务支付能力的差异造成了医疗服务可及性差异和医疗服务利用不平等，加剧了老年人健康不平等。随着新一轮医疗改革方案的推进，医疗服务供给能力和可及性的提高促进了商业健康保险的发展；医疗卫生消费与医疗保险的互补性特征对低收入群体的影响更为明显；而我国老龄化背景下的医疗保障需求还没有得到很好满足。①

---

① 朱铭来，贵哲暄. 卫生融资体系中基本医保与商业健康保险的关系——基于2003—2012年我国城镇地区的省级面板数据研究. 保险研究，2014（6）.

目前的城乡居民医疗保险并没有对医疗服务利用水平产生实质性的影响，造成这一结果的主要原因可能是城乡居民医疗保险并未显著缩小医疗保险实际补偿率的城乡差异。① 从医疗筹资的公平性来看，自付医疗支出和保险筹资都具有较强的累退性，而我国的医疗补贴却具有较强的累进性，发挥了劫贫济富的逆向作用。② 新农合制度对农民健康改善具有积极影响，但效率不高且影响有限。③

第四节　老年生活状况差异与老年人健康不平等

一、居住、照护差异与老年人健康不平等

根据中国传统的"养儿防老"家庭观念，老年人居住模式的选择和意愿是倾向于与子女共同居住，追求"四世同堂"甚至"多代同堂"。这种与子女共同居住的模式对老年人健康的影响是通过子女照料、精神支持、劳动协作和养老经济来源等作用实现的。但是在社会经济转型期，中国老年人居住模式不再是传统的理想模式，更多的是"分居两地"甚至是"分居多地"。家庭小型化、核心化是改革开放以来中国家庭居住模式发生改变的显著特征，这在农村尤为明显。在工业化和城镇化进程中，传统的"养儿防老"的观念逐渐瓦解，老年人与子女共同居住的情形逐渐减少，多种类型的居住模式纷纷出现。

根据老年人居住意愿分析，老年人期望与子女同住依然是主流，但是住非所愿的比例正在上升。随着经济发展和社会变迁，老年人居住模式出现独自居住、住养老院的多元化趋势。老年人居住意愿的满足程度受到自理能力、子女经济支持、地区经济发展水平

① 刘小鲁. 中国城乡居民医疗保险与医疗服务利用水平的经验研究. 世界经济，2017（3）.

② 牟俊霖. 我国医疗筹资的公平性研究——基于"中国健康与营养调查"的微观数据. 人口与经济，2010（6）.

③ 吴联灿，申曙光. 新型农村合作医疗制度对农民健康影响的实证研究. 保险研究，2010（6）.

和城市化水平的影响。易成栋和任建宇（2019）研究发现，较高龄、有配偶、子女多、生活能自理、态度积极、有自有住房、农村居住、所在城市人均 GDP 高和城市化率低的老年人更容易实现独立居住的意愿；低龄、无配偶、生活不能自理、态度积极、经济状况自评好、无自有住房、生活在城镇的老年人更容易实现与子女同住的意愿；无配偶、有慢性病、有子女经济支持、居住在城镇的老年人更容易实现住养老院的意愿。①

从居住实际情形看，中国老年人居住模式分化现象明显。老年人居住状况存在明显的城乡区域差别和社会阶层差别。对于经济状况好的地区，老年人收入水平高，居民养老服务支付能力强，希望独立居住的老年人只要自理能力较强，是容易实现独居意愿的。在经济欠发达地区和农村地区，老年人收入水平低，且养老服务支付能力弱，子女通常必须外出务工，这导致严重的被动"空巢"现象。以上 2 种独立居住的差异很大，前者通常是自愿的、高质量的独居，后者通常是非自愿的、低质量的独居。

不同居住模式对老年人健康不平等的主要影响渠道通常是家庭照护差异。一般而言，具有良好家庭照护条件的老年人健康水平更高，因为家庭照护在预防疾病和老年人疾病康复过程中是极其重要的，照护措施及时和照护供给充足有利于提高老年人从疾病状况转向健康状态的概率。独居和与子女同住的模式会导致老年人在获得照护方面存在差异，尤其是对于被动独居的老年人，一旦健康状况不佳，通常会扩大他们同与子女同住老年人之间的健康水平差异。相比之下，住养老院的老年人获得照护的程度差异不大，这有助于减少老年人之间的健康不平等。

二、养老服务资源差异与老年人健康不平等

当前，养老服务市场配置资源的机制尚未得到充分发挥。主要表现为养老服务需求量大，但供给端存在巨大的人员缺口和机构缺

①　易成栋，任建宇．中国老年人居住意愿满足程度及其影响因素．中国人口科学，2019（1）.

口。从人员缺口看，本该涌入大量劳动力的养老服务行业并未显示出其应有的吸引力，一方面是因为公立机构中的人事编制存在绑定效应，人员缺乏流动性，另一方面是因为养老服务岗位的工资待遇并不能反映服务人员的稀缺性。从机构缺口看，本应繁荣的养老服务市场尚未出现充足的服务供给主体，一方面是因为长期以来国家设定的医养门槛过高、民营养老服务机构兴办面临诸多制度障碍，另一方面是由于长期的要素价格扭曲导致医疗养老服务专业技术人员供给不足。

对于具备有公共产品属性的养老服务，市场和政府的边界常常难以厘清。一是该市场存在信息不对称，委托-代理关系中存在较高的道德风险，从而产生逆向选择；二是政府购买服务过程中对专业化标准要求不够高，导致管理、评价与实践存在偏差；三是在公私合作过程中政府对社会资本的干预过多，出现"公益"与"营利"博弈的局面，导致双方成本均上升的市场政府"双失灵"。由于存在外部性，养老服务市场的价格机制往往不能有效发挥作用。非营利性机构存在的目的主要是提供未被满足的公共产品，是解决市场失灵的重要组织工具。

养老服务政策供给和养老实践需求存在对接偏差，政策执行主体存在多维困境，政府与市场的关系未理顺（王军强，李兵，2018）。① 具体表现在 4 个方面：（1）中央—地方政策频繁分割，政策不是"解决问题"而是"派任务"；（2）政策欠缺差异化考虑，导致资源供需不匹配，出现资源不足和资源空置并存现象；（3）以政府铺摊子为主，缺少市场考虑，存在职能越位和错位；（4）政策目标兼容性不足，执行主体面临两难境地。

养老服务发展不充分不均衡的矛盾突出。在二元社会经济结构下，我国广大农村地区劳动群体和消费群体常处于分离状态，不仅使传统家庭养老已不可持续，而且导致养老服务的城乡差距拉大。另外，农民工"青出老回"和"钟摆式"流动，使得农村持续处

---

① 王军强，李兵．城市养老服务政策基层实践偏差、困境及其治理——以北京市为例．社会保障研究，2018（3）.

于老年人占比居高不下的状态。医疗养老服务在城乡间的分布呈"倒三角"局面，城乡养老服务不均衡现象明显。

当前，养老服务总体供给不足且结构性失衡。具体表现为组织社会化程度低、资源分布不均、服务质量参差不齐和资源利用效率低下。养老服务政策和管理模式存在碎片化、部门化现象。这导致养老服务成本高、加剧了老年人之间的健康不平等。养老服务选择性不充分，城乡养老服务的差距等问题日趋严重，阻碍了全面有效的养老服务体系的构建进程。

养老产业发展不充分，老龄产业和老龄事业间发展不均衡；一是民办养老力量不足，高端养老服务发展优先，但中低端普适性民办养老主体发展滞后；二是养老产品体系发展缓慢，养老产品和养老服务间发展不均衡；三是居家养老和社区养老发展不足，家庭和社区之间在养老服务上缺少协同性；四是养老服务中人文关怀不充分，物质保障和精神慰藉发展不均衡，出现照护对象"客体化"和"物化"的危险现象；五是治疗性照护和非治疗性照护混淆，医护人员供给不足，而非医疗照护人员又存在素质不高和专业性不强等问题。

养老服务体系存在较大的城乡和区域差距。中国老龄化出现城乡"倒挂"现象。据预测，2020 年农村老龄化率先达到 20%，比城市高 5%；2030 年达到 29%，比城市高 7%，并将持续到 2040 年（汪泓，2017）。① 而养老服务业与老龄化城乡区域局面不匹配，中西部地区、农村养老服务业发展相比东部地区、大中型城市严重落后，无法满足与之对应的养老服务需求。同时，由于缺乏科学规划，不同区域和主体间"一床难求"和"资源闲置"现象并存。

三、生活方式差异与老年人健康不平等

锻炼、烟酒史等生活方式不仅直接影响健康，而且是社会经济地位影响健康不平等的重要传导机制。根据《老龄蓝皮书：中国城乡老年人生活状况调查报告（2018）》数据显示，约 30% 的老

---

① 汪泓，等 . 健康人力资本指标体系研究 . 上海管理科学，2017（4）.

年人健康状况处于良好状态，但约 50% 的老年人从不锻炼。根据世界卫生组织的估计，中国近 80% 的老年人的死亡归因于饮食风险（营养过剩或营养不良）、高血压、吸烟、空腹血糖升高、空气污染（室内及室外）和缺乏锻炼。通常情况下，高收入群体的健康意识较强，积极参加锻炼，拥有健康生活习惯的概率更大，而低收入群体则更可能发生严重的吸烟、酗酒等健康风险行为，同时低收入群体的锻炼意识通常更低。由于生活方式和生活状态导致的健康不平等是不可忽略的。

另外，《老龄蓝皮书：中国城乡老年人生活状况调查报告 (2018)》还指出，60 岁以上老年人的死亡原因中，超过 50% 可归因于饮食风险和高血压。同时，缺乏锻炼和吸烟酗酒等健康风险行为以及生活环境均是引发慢性病和非传染性疾病的主要危险因素，不同收入的群体在应对这些风险时采取应对措施的能力是有差异的。

第五章 中国老年人健康不平等的影响因素分解实证

第一节 模型与变量

一、分解模型

对影响老年人健康不平等的因素进行分解的目的是找到影响健康不平等的因素，分析各类因素对健康不平等的作用机理，从而通过控制或调整可控因素来消减健康不平等。常用的分解方法有Oaxaca-Blinder、RIF-I-OLS等，本研究采用后者对老年人健康不平等进行分析。该方法的优点是放松了分解过程的假设条件，且能实现多指数多维分解，在健康不平等影响因素研究中具有明显优势。RIF-I-OLS 由 Heckley, et al. (2016)[1] 在 Monti (1991)[2]、Wagstaff, et al. (2003)[3]、Firpo, et al. (2009)[4] 等研究的基础

---

[1] Heckley, et al. A general method for decomposing the causes of socioeconomic inequality in health. Journal of Health Economics, 2016 (48): 89.

[2] Monti A C. The study of the gini concentration ratio by means of the influence function. Statistica, 1991 (51): 561.

[3] Wagstaff, et al. On decomposing the causes of health sector inequalities with an application to malnutrition inequalities in Vietnam. Journal of Econometrics, 2003 (1): 207.

[4] Firpo, et al. Unconditional Quantile Regressions. Econometrica, 2009 (3): 953.

上改进提出，其思路是利用健康不平等指数的 RIF 估计值为桥梁，找到 RIF 与其他变量的关系，通过 RIF 建立起健康不平等指数与其他变量之间的回归函数，从而实现边际效应估计。该方法主要分为两步实现：第一步是估计目标集中指数（如 CI、WI、EI 等）的 RIF 值；第二步是将健康不平等指数的 RIF 估计值作为被解释变量，将其他影响因素 X 作为解释变量实现 OLS 回归过程。具体推导过程参考 Heckley, et al.（2016）① 的研究。下面是详细的模型介绍。

（一）影响函数（IF）和再中心化影响函数（RIF）

RIF 源自影响函数（IF），其起源于统计学的稳健性文献。Hampel（1974）② 引入了 IF 的概念，其原始目的是探索各种统计量如何受到特定观察量影响的，因此命名为影响函数。RIF 具有与 IF 相同的属性，但有一个例外，即 RIF 具有与 IF 不同的期望值。Firpo, et al.（2009）③ 提出了 RIF 回归和 RIF 分解的概念。在本节中，我们首先在单变量设置中引入 IF 和 RIF 的概念，然后导出一般二元秩依赖指数的 RIF。

影响函数 IF 是方向导数的特定形式。方向导数用于在统计上找到分布中的扰动或噪音的影响，例如从 F_H 中到新的分布。IF 是一个方向导数，其所述新的分布可表示为的特定形式 δ_h，等于在特定健康水平下取值为 0 或 1 的累积分布函数：

$$\delta_h(l) = \begin{cases} 0, & \text{if } l < h \\ 1, & \text{if } l \geq h \end{cases} \tag{5.1}$$

① Heckley, et al. A general method for decomposing the causes of socioeconomic inequality in health. Journal of Health Economics, 2016 (48): 89.

② Hampel F. The Influence Curve and its Role in Robust Estimation. Publications of the American Statistical Association, 1974 (69): 11.

③ Firpo, et al. Unconditional Quantile Regressions. Econometrica, 2009 (3): 953.

其中，l 代表不同健康水平 h；为了得到 $v(F_H)$ 在特定健康水平 h 上的影响函数 $\mathrm{IF}(h; v)$，先定义 F_H 和 δ_h 的混合概率分布为 G_h：

$$G_h = (1 - \varepsilon) F_H + \varepsilon \delta_h \qquad (5.2)$$

在公式（5.2）中，$\varepsilon \in (0, 1)$，是一个概率（权重），表示在人群中添加 δ_h 后函数的相对变化。也就是说，G_h 是一个 δ_h 在 ε 方向上偏离 F_H 的分布。则可定义 $\mathrm{IF}(h; v)$ 为：

$$\mathrm{IF}(h; v) = \frac{\partial v(G_h)}{\partial \varepsilon} \Big|_{\varepsilon = 0} = \lim_{\varepsilon \to 0} \frac{v(G_h) - v(F_H)}{\varepsilon} \qquad (5.3)$$

如果为每个点 $h \in \boldsymbol{R}$ 定义了极限，那么 $\boldsymbol{R}$ 就是一条实线。直观地说，IF 捕获了个体观察量对函数的影响（限制），这可以用来理解观察量的加减如何影响统计量，而不必重新计算统计量。实际上，计算 IF 会产生样本中每个个体的影响函数值。

定义了 IF 后，现在可以定义 RIF。RIF 是 IF 的次级转换，并通过添加原始函数 $v(F_H)$ 和 IF 而获得：

$$\mathrm{RIF}(h; v) = v(F_H) + \mathrm{IF}(h; v) \qquad (5.4)$$

当 IF 的期望为零时（Monti, 1991）[1]，RIF 的期望等于原始分布统计量。这是一个有用的属性，它允许将均值的标准回归工具应用于目标统计量，并因此分解。

（二）一般二元秩依赖指数的再中心化影响函数（RIF）

秩依赖指数 I 属于联合概率分布 F_{H, F_Y} 的函数，我们需要将前文的定义从单变量（一元变量）扩展到双变量（二元变量）。令 $G_{h, F_Y(y)}$ 作为一个二元分布函数，它是在当 h 和 $F_Y(y)$ 联合分布 F_{H, F_Y} 的噪音无限小的情况下得到的。$G_{h, F_Y(y)}$ 的表达式为：

---

[1] Monti A C. The study of the gini concentration ratio by means of the influence function. Statistica，1991（51）：561.

$$G_{h, F_Y(y)} = (1 - \varepsilon) F_{H, F_Y} + \varepsilon \delta_{h, F_Y(y)} \tag{5.5}$$

其中，$\delta_{h, F_Y(y)}$ 表示联合概率测量的联合累计分布函数，它的表达式是：

$$\delta_{h, F_Y(y)}(l, r) = \begin{cases} 0, & \text{if } l < h \text{ or } r < F_Y(y) \\ 1, & \text{if } l \geqslant h \text{ and } r > F_Y(y) \end{cases} \tag{5.6}$$

l 和 r 分别用 H 和 F_Y 来刻画，与前文一元问题类似，我们得到关于 H 和 F_Y 的二元等级依赖指数的影响函数。

$$\begin{aligned} \text{IF}(h, F_Y(y); v^I) &= \frac{\partial v^I(G_{h, F_Y(y)})}{\partial \varepsilon} \Big|_{\varepsilon = 0} \\ &= \lim_{\varepsilon \to 0} \frac{v^I(G_{h, F_Y(y)}) - v^I(F_{H, F_Y})}{\varepsilon} \end{aligned} \tag{5.7}$$

同理，得到一般二元秩依赖指数的再中心化影响函数 RIF：

$$\text{RIF}(h, F_Y(y); v^I) = v^I(F_{H, F_Y}) + \text{IF}(h, F_Y(y); v^I) \tag{5.8}$$

对于前文所分析的 6 种不同形式的二元等级依赖指数，分别给出再中心化影响函数如下：

$$\text{RIF}(h, F_Y(y); v^{AC}) = v^{AC}(F_{H, F_Y}) + \text{IF}(h, F_Y(y); v^{AC}) \tag{5.9}$$

$$\text{RIF}(h, F_Y(y); v^{CI}) = v^{CI}(F_{H, F_Y}) + \frac{\mu_H - h}{\mu_H^2} * v^{AC}(F_{H, F_Y}) + \frac{1}{\mu_H} \text{IF}(h, F_Y(y); v^{AC}) \tag{5.10}$$

$$\text{RIF}(h, F_Y(y); v^{EI}) = v^{EI}(F_{H, F_Y}) + \frac{4}{b_H - a_H} \text{IF}(h, F_Y(y); v^{AC}) \tag{5.11}$$

$$\text{RIF}(h, F_Y(y); v^{WI}) = v^{WI}(F_{H, F_Y}) + \frac{-(b_H - a_H)[(b_H + a_H - 2\mu_H)(h - \mu_H)]}{((b_H - \mu_H)(\mu_H - a_H))^2} *$$

$$v^{\mathrm{AC}}(F_{H,\,F_{Y}}) + \frac{b_{H} - a_{H}}{(b_{H} - \mu_{H})(\mu_{H} - a_{H})}$$

$$\mathrm{IF}(h,\,F_{Y}(y)\,;\,v^{\mathrm{AC}}) \tag{5.12}$$

$$\mathrm{RIF}(h,\,F_{Y}(y)\,;\,v^{\mathrm{ARCI}}) = v^{\mathrm{ARCI}}(F_{H,\,F_{Y}}) + \frac{\mu_{H} - h}{(\mu_{H} - a_{H})^{2}} *$$

$$v^{\mathrm{AC}}(F_{H,\,F_{Y}}) + \frac{1}{\mu_{H} - a_{H}}$$

$$\mathrm{IF}(h,\,F_{Y}(y)\,;\,v^{\mathrm{AC}}) \tag{5.13}$$

$$\mathrm{RIF}(h,\,F_{Y}(y)\,;\,v^{\mathrm{SRCI}}) = v^{\mathrm{SRCI}}(F_{H,\,F_{Y}}) + \frac{h - \mu_{H}}{(b_{H} - \mu_{H})^{2}} *$$

$$v^{\mathrm{AC}}(F_{H,\,F_{Y}}) + \frac{1}{b_{H} - \mu_{H}}$$

$$\mathrm{IF}(h,\,F_{Y}(y)\,;\,v^{\mathrm{AC}}) \tag{5.14}$$

（三）RIF 回归分解与 RIF-I-OLS

使用 RI 回归可以估计两个感兴趣的参数：一是协变量 X 对函数的边际效应，这是一种个体效应；二是无条件分位效应，这是一种人口效应（Heckley, et al., 2016）。[①] 根据前文分析的 IF 和 RIF 的关系可知，$v^{I}(F_{H,\,F_{Y}})$ 可以表达为 RIF 的期望值，即：

$$v^{I}(F_{H,\,F_{Y}}) = \int_{-\infty}^{\infty} \mathrm{RIF}(h,\,F_{Y}(y)\,;\,v^{I}) \mathrm{d}\, F_{H,\,F_{Y}}(h,\,F_{Y}(y))$$

$$= E[\,\mathrm{RIF}(H,\,F_{Y}\,;\,v^{I})\,] \tag{5.15}$$

为了将 $v^{I}(F_{H,\,F_{Y}})$ 和协变量 X 联系起来，我们遵循 Firpo 等（2009）的方法，使应用迭代期望法将 $v^{I}(F_{H,\,F_{Y}})$ 转换为条件期望：

$$v^{I}(F_{H,\,F_{Y}}) = \int_{-\infty}^{\infty} \mathrm{RIF}(h,\,F_{Y}(y)\,;\,v^{I}) \mathrm{d}\, F_{H,\,F_{Y}}(h,\,F_{Y}(y))$$

① Heckley, et al. A general method for decomposing the causes of socioeconomic inequality in health. Journal of Health Economics, 2016 (48): 89.

$$= \int_{-\infty}^{\infty} E[\text{RIF}(H, F_Y; v') \mid X = x] \mathrm{d} F_X(x) \quad (5.16)$$

其中，F_X 是 X 的累积分布函数（CDF）。这样一来，$v'(F_{H, F_Y})$ 的分解就归结为估计条件期望的问题，可以通过标准回归方法来解决。用 $\lambda(X, \in)$ 表示协变量 X 和误差 $\in$ 的一般函数，$\text{RIF}(h, F_Y(y); v')$ 的条件期望可以建模为：

$$E[\text{RIF}(H, F_Y; v') \mid X = x] = \lambda(X, \in) \quad (5.17)$$

所以协变量 X 对函数的边际效应可以由 $\text{RIF}(h, F_Y(y); v')$ 的条件期的偏导给出，即：

$$\frac{\mathrm{d} E[\text{RIF}(H, F_Y; v') \mid X = x]}{\mathrm{d} x} = \frac{\mathrm{d}\lambda(X, \in)}{\mathrm{d} x} \quad (5.18)$$

而无条件分位效应是一个平均偏导数的向量，用 $\gamma(v')$ 表示，其表达式为：

$$\gamma(v') = \int_{-\infty}^{\infty} \frac{\mathrm{d} E[\text{RIF}(H, F_Y; v') \mid X = x]}{\mathrm{d} x} \mathrm{d} F_X(x)$$

$$= \int_{-\infty}^{\infty} \frac{\mathrm{d}\lambda(X, \in)}{\mathrm{d} x} \mathrm{d} F_X(x) \quad (5.19)$$

在 $\lambda(\cdot)$ 为线性函数的假设条件下，应用普通最小二乘法（OLS）进行参数估计，可以得到 RIF-I-OLS 估计模型。RIF-I-OLS 在操作和解释方面都是很有吸引力的，它与标准 OLS 的情况一样允许非线性或高阶转换等灵活的函数形式变换，并且估计结果容易解。

在线性正误差项和零条件均值的假设下，设误差项和协变量的系数分别为 μ 和 ψ，则式（5.17）、式（5.18）、式（5.19）分别可以写成：

$$E[\text{RIF}(H, F_Y; v') \mid X = x] = X'\psi + \mu \quad (5.20)$$

$$\frac{\mathrm{d} E[\text{RIF}(H, F_Y; v') \mid X = x]}{\mathrm{d} x} = \frac{\mathrm{d}[X'\psi + \mu]}{\mathrm{d} x} = \psi \quad (5.21)$$

$$\gamma(v') = \int_{-\infty}^{\infty} \frac{\mathrm{d}[X'\psi + \mu]}{\mathrm{d} x} \mathrm{d} F(x) = \psi \quad (5.22)$$

因此，在线性和零条件均值假设下，边际效应和无条件部分效应是相同的，并且使用 OLS 可以最优地估计 RIF 回归。

二、分解维度、具体指标与描述性统计

（一）被分解变量：健康不平等指数

本研究被分解的变量是与收入相关的健康不平等指数。使用 RIF-I-OLS 分解方法对与收入相关的健康不平等指数进行分解，主要分解 6 种不同价值判断下的健康不平等指数：AC、CI、EI、WI、CARI 和 CSRI，根据以往研究经验，EI 和 WI 被广泛应用，故在本研究中重点关注这 2 个指数。实际上，RIF-I-OLS 实现了宏观到微观的分解。

（二）解释变量

借鉴以往研究经验，在这里将影响老年人健康差异或者健康不平等的因素分为包括基本人口学特征、社会经济地位、医疗卫生条件、老年生活状况四个维度。其中，人口学特征包括性别和年龄；社会经济地位包括家庭人均年收入、受教育年限、收入差距、所在地区和居民类型；医疗卫生条件包括重病能否及时就医、每万人三级医院数、去年医疗总费用、家庭付费比和是否主要由保障付费；老年生活状况包括是否住养老院、是否有养老保险、自助养老、家庭照护情况和锻炼情况。在上述变量中，收入差距用所在省基尼系数衡量；所在地区分为东、中、西部；居民类型分为城镇和农村 2 种；锻炼情况包括当前和以往锻炼情况。

基于 CLHLS（2002—2014）数据集，本章整理出混合截面数据、面板数据和城乡子样本混合截面数据以供实证分析使用。根据所使用数据的特点、研究问题所涉及的范围及研究目标的需要，本书的解释变量选择及其含义如表 5-1、表 5-2 和表 5-3 所示。

截面数据和混合截面数据变量的特征描述如表 5-1 所示：

面板数据数据变量的统计特征描述如表 5-2 所示：

表5-1　截面数据的变量描述统计

变量	含义	2002	2005	2008	2011	2014	混合
健康水平	QWB	0.6098	0.6230	0.6144	0.6067	0.6826	0.6284
性别	男=1；女=0	0.3995	0.4084	0.4027	0.4244	0.4611	0.4174
年龄65~74岁	是=1；否=0	0.0953	0.1119	0.1010	0.0871	0.1753	0.1159
年龄75~84岁	是=1；否=0	0.1612	0.1318	0.1257	0.1573	0.3155	0.1768
年龄85~94岁	是=1；否=0	0.3411	0.3878	0.3751	0.3763	0.3138	0.3582
年龄95岁及以上	是=1；否=0	0.4023	0.3685	0.3982	0.3793	0.1954	0.3492
人均收入	人均收入对数	7.6849	8.2754	9.2753	9.4904	9.5131	8.7530
受教育1年以下	是=1；否=0	0.6565	0.6446	0.6748	0.6448	0.5574	0.6369
受教育1~9年	是=1；否=0	0.2729	0.2828	0.2583	0.2882	0.3576	0.2904
受教育9年以上	是=1；否=0	0.0706	0.0726	0.0668	0.0670	0.0850	0.0727
收入差距	基尼系数	0.3578	0.3800	0.3778	0.3614	0.3486	0.3662
东部	是=1；否=0	0.5173	0.4835	0.4354	0.4569	0.4483	0.4695
中部	是=1；否=0	0.2471	0.2455	0.2955	0.2712	0.2885	0.2693
西部	是=1；否=0	0.2356	0.2710	0.2431	0.2317	0.2240	0.2428
居民类型	城镇=1；农村=0	0.4821	0.4771	0.4037	0.4809	0.4466	0.4548

续表

变量	含义	2002	2005	2008	2011	2014	混合
重病及时就医	是=1；否=0	0.8707	0.8766	0.9155	0.9146	0.9376	0.9009
每万人三级医院	全省三级医院/人口	0.0088	0.0080	0.0094	0.0103	0.0139	0.0099
去年医疗总费用	医疗总费用对数	5.9217	6.1448	6.2628	6.8679	7.0130	6.4574
家庭支付费比	家庭支付部分/总费用	1.0000	0.9082	0.8905	0.8582	0.8690	0.9112
主要由保障支付	是=1；否=0	0.1495	0.1192	0.1380	0.3236	0.5524	0.2361
是否住养老院	是=1；否=0	0.0597	0.0351	0.0224	0.0324	0.0275	0.0357
养老保险	是=1；否=0	0.1672	0.1898	0.1499	0.1657	0.1799	0.1707
自助养老	自己劳动=1；否=0	0.0261	0.0349	0.0534	0.0400	0.0880	0.0487
家庭照护	有=1；无=0	0.7451	0.7317	0.7475	0.7397	0.5003	0.6924
当前锻炼	是=1；否=0	0.2553	0.2626	0.2180	0.2414	0.2560	0.2467
以往锻炼	是=1；否=0	0.3522	0.3562	0.2987	0.2722	0.2685	0.3150

注：所在省份基尼系数和每万人三级医院由宏观数据向数据集按照省份嵌入；为方便分析将家庭人均收入和去年医疗总费用取对数，并且进行了CPI指数平减。

表5-2　面板数据变量的描述性统计

变量	含义	观测量	均值	标准差	最小值	最大值
健康指标						
健康水平	QWB	8405	0.7417	0.1425	0.4320	1
人口学特征						
性别	男=1；女=0	8405	0.4727	0.4993	0	1
年龄65~74	是=1；否=0	8405	0.3135	0.4639	0	1
年龄75~84	是=1；否=0	8405	0.4651	0.4988		1
年龄85~94	是=1；否=0	8405	0.1891	0.3916	0	1
年龄95岁及以上	是=1；否=0	8405	0.0324	0.1770	0	1
社会经济地位						
人均收入	人均收入对数	8140	8.7488	1.5117	1.8984	11.5049
受教育1年以下	是=1；否=0	8405	0.5173	0.4997	0	1
受教育1~9年	是=1；否=0	8405	0.3980	0.4895	0	1
受教育9年以上	是=1；否=0	8405	0.0847	0.2785	0	1
收入差距	基尼系数	8405	0.3813	0.0425	0.2490	0.4698
东部	是=1；否=0	8405	0.4027	0.4905	0	1
中部	是=1；否=0	8405	0.2504	0.4333	0	1

续表

变量	含义	观测量	均值	标准差	最小值	最大值
西部	是=1；否=0	8405	0.3468	0.4760	0	1
居民类型	城镇=1；农村=0	8405	0.4528	0.4978	0	1
医疗卫生状况						
重病及时就医	是=1；否=0	8405	0.9318	0.2521	0	1
每万人三级医院	全省三级医院/人口	8405	0.0103	0.0054	0.0023	0.0343
去年医疗总费用	医疗总费用对数	6372	6.4357	1.6621	0.8753	11.9249
家庭付费比	家庭支付部分/总费用	8405	0.8698	0.2804	0	1
主要由保障支付	是=1；否=0	8331	0.2517	0.4340	0	1
养老情况						
是否住养老院	是=1；否=0	8405	0.0171	0.1298	0	1
养老保险	是=1；否=0	8405	0.2175	0.4126	0	1
自助养老	自己劳动=1；否=0	8405	0.1459	0.3530	0	1
家庭照护	有=1；无=0	8405	0.7474	0.4345	0	1
当前锻炼	是=1；否=0	8405	0.3904	0.4879	0	1
以往锻炼	是=1；否=0	8383	0.3425	0.4746	0	1

注：去年医疗总费用和家庭人均年收入已作 CPI 指数平减，同时为方便观察，对两项指标作取对数处理。

城乡混合截面数据的变量统计特征对比如表 5-3 所示：

表 5-3 　　　　　　　　城乡样本数据变量的描述性统计

变量	含义	城乡总样本	城镇	农村
健康水平	QWB	0.6284	0.6292	0.6276
性别	男=1；女=0	0.4174	0.4267	0.4096
年龄 65~74 岁	是=1；否=0	0.1159	0.1216	0.1111
年龄 75~84 岁	是=1；否=0	0.1768	0.1869	0.1683
年龄 85~94 岁	是=1；否=0	0.3582	0.3549	0.3609
年龄 95 岁及以上	是=1；否=0	0.3492	0.3366	0.3597
人均收入	人均收入对数	8.7530	9.1109	8.4446
受教育 1 年以下	是=1；否=0	0.6369	0.5591	0.7017
受教育 1~9 年	是=1；否=0	0.2904	0.3296	0.2578
受教育 9 年以上	是=1；否=0	0.0727	0.1113	0.0405
收入差距	基尼系数	0.3662	0.3644	0.3677
东部	是=1；否=0	0.4695	0.5364	0.4137
中部	是=1；否=0	0.2693	0.2250	0.3062
西部	是=1；否=0	0.2428	0.2342	0.2499
居民类型	城镇=1；农村=0	0.4548	1.0000	0.0000
重病及时就医	是=1；否=0	0.9009	0.9347	0.8728
每万人三级医院	全省三级医院/人口	0.0099	0.0111	0.0090
去年医疗总费用	医疗总费用对数	6.4574	6.8366	6.1300
家庭付费比	家庭支付部分/总费用	0.9112	0.8663	0.9487
主要由保障支付	是=1；否=0	0.2361	0.3139	0.1703
是否住养老院	是=1；否=0	0.0357	0.0570	0.0179

续表

变量	含义	城乡总样本	城镇	农村
养老保险	是 = 1；否 = 0	0.1707	0.3135	0.0515
自助养老	自己劳动 = 1；否 = 0	0.0487	0.0270	0.0667
家庭照护	有 = 1；无 = 0	0.6924	0.7136	0.6747
当前锻炼	是 = 1；否 = 0	0.2467	0.3247	0.1816
以往锻炼	是 = 1；否 = 0	0.3150	0.4177	0.2293

注：所在省份基尼系数和每万人三级医院由宏观数据向数据集按照省份嵌入；为方便分析将家庭人均收入和去年医疗总费用进行了 CPI 指数平减，并且已对其取对数。

第二节 实证结果与讨论分析

一、混合截面数据实证结果分析

通过采用 RIF-I-OLS 分解方法，得到 6 种健康不平等指数的影响因素分解结果。由于本节采用的是混合截面数据，为了控制时间变化和随时间变化的因素带来的影响，在模型变量中加入了调查年份。受教育年限、所在地区和年龄属于分类变量，因此根据虚拟变量的设置原则，分别将受教育程度为 1 年以下、东部地区和 95 岁及以上 3 个变量作为参照组。具体如表 5-4 所示。

（一）人口学特征

从性别和年龄看，实证结果并没有显示男性在健康上的显著优势，年龄则是健康不平等最基本的影响因素。性别回归系数均为负数，系数值较小，并且显著性不足，说明男性老年人在健康方面显著优于女性老年人的证据暂时并没有被找到，而数据符号则可能意

表5-4　老年人健康不平等的 RIF-I-OLS 分解结果（混合截面）

	模型1 rifCA	模型2 rifEI	模型3 rifCI	模型4 rifCARI	模型5 rifCSRI	模型6 rifWI
性别	-0.0011 (-0.9365)	-0.0045 (-0.9365)	-0.0023 (-1.1867)	-0.0023 (-1.1867)	-0.0017 (-0.5165)	-0.0039 (-0.7644)
年龄65~74岁	0.0212*** (9.4033)	0.0847*** (9.4033)	0.0304*** (8.5209)	0.0304*** (8.5209)	0.0663*** (10.8755)	0.0967*** (10.0080)
年龄75~84岁	0.0092*** (5.6816)	0.0369*** (5.6816)	0.0125*** (4.8452)	0.0125*** (4.8452)	0.0311*** (7.0748)	0.0436*** (6.2542)
年龄85~94岁	0.0020* (1.7687)	0.0081* (1.7687)	0.0022 (1.2208)	0.0022 (1.2208)	0.0083*** (2.6869)	0.0105*** (2.1452)
人均收入	-0.0011* (-1.9028)	-0.0044* (-1.9028)	-0.0018** (-1.9649)	-0.0018** (-1.9649)	-0.0028* (-1.7975)	-0.0046* (-1.8598)
受教育1~9年	-0.0012 (-0.9082)	-0.0048 (-0.9082)	-0.0021 (-1.0109)	-0.0021 (-1.0109)	-0.0027 (-0.7355)	-0.0048 (-0.8375)
受教育9年以上	0.0164*** (6.5895)	0.0656*** (6.5895)	0.0256*** (6.5104)	0.0256*** (6.5104)	0.0455*** (6.7165)	0.0711*** (6.6424)
收入差距	0.1086*** (5.4127)	0.4344*** (5.4127)	0.1705*** (5.3616)	0.1705*** (5.3616)	0.2987*** (5.4943)	0.4692*** (5.4467)

续表

	模型 1 rifCA	模型 2 rifEI	模型 3 rifCI	模型 4 rifCARI	模型 5 rifCSRI	模型 6 rifWI
中部	-0.0003 (-0.2303)	-0.0012 (-0.2303)	-0.0004 (-0.2057)	-0.0004 (-0.2057)	-0.0009 (-0.2712)	-0.0014 (-0.2471)
西部	-0.0072*** (-4.2571)	-0.0287*** (-4.2571)	-0.0117*** (-4.3725)	-0.0117*** (-4.3725)	-0.0185*** (-4.0602)	-0.0302*** (-4.1770)
居民类型	-0.0035*** (-3.1043)	-0.0138*** (-3.1043)	-0.0054*** (-3.0649)	-0.0054*** (-3.0649)	-0.0096*** (-3.1678)	-0.0150*** (-3.1308)
重病及时就医	-0.0110*** (-5.9175)	-0.0439*** (-5.9175)	-0.0182*** (-6.1395)	-0.0182*** (-6.1395)	-0.0274*** (-5.5346)	-0.0456*** (-5.7621)
每万人三级医院	-0.0012* (-1.6453)	-0.0048* (-1.6453)	-0.0019 (-1.6112)	-0.0019 (-1.6112)	-0.0034* (-1.7005)	-0.0053* (-1.6682)
去年医疗总费用	-0.1494*** (-10.6303)	-0.5977*** (-10.6303)	-0.2303*** (-10.4340)	-0.2303*** (-10.4340)	-0.4235*** (-10.9429)	-0.6538*** (-10.7609)
家庭付费比	0.0061** (2.5562)	0.0246** (2.5562)	0.0096** (2.5339)	0.0096** (2.5339)	0.0170** (2.5912)	0.0266** (2.5709)
主要由保障支付	0.0066*** (4.2181)	0.0264*** (4.2181)	0.0104*** (4.2150)	0.0104*** (4.2150)	0.0180*** (4.2201)	0.0284*** (4.2193)
是否住养老院	-0.0306*** (-7.7613)	-0.1224*** (-7.7613)	-0.0483*** (-7.7582)	-0.0483*** (-7.7582)	-0.0834*** (-7.7622)	-0.1318*** (-7.7623)

续表

	模型 1 rifCA	模型 2 rifEI	模型 3 rifCI	模型 4 rifCARI	模型 5 rifCSRI	模型 6 rifWI
养老保险	0.0114*** (6.3327)	0.0457*** (6.3327)	0.0181*** (6.3570)	0.0181*** (6.3570)	0.0309*** (6.2880)	0.0491*** (6.3150)
自助养老	-0.0214*** (-7.0494)	-0.0856*** (-7.0494)	-0.0355*** (-7.3551)	-0.0355*** (-7.3551)	-0.0534*** (-6.5289)	-0.0889*** (-6.8372)
家庭照护	0.0040*** (3.5934)	0.0161*** (3.5934)	0.0063*** (3.5198)	0.0063*** (3.5198)	0.0113*** (3.7139)	0.0176*** (3.6433)
当前锻炼	0.0127*** (9.1478)	0.0506*** (9.1478)	0.0187*** (8.5358)	0.0187*** (8.5358)	0.0381*** (10.1626)	0.0568*** (9.5656)
以往锻炼	-0.0011 (-0.9046)	-0.0045 (-0.9046)	-0.0016 (-0.7852)	-0.0016 (-0.7852)	-0.0038 (-1.1040)	-0.0053 (-0.9865)
调查年份	控制	控制	控制	控制	控制	控制
常数	-0.0128 (-1.1300)	-0.0512 (-1.1300)	-0.0170 (-0.9469)	-0.0170 (-0.9469)	-0.0441 (-1.4354)	-0.0611 (-1.2555)

注: *、**与***分别表示 0.1、0.05 和 0.01 的显著水平，括号内数据为 t 值。

味着女性老年人更容易遭遇健康不平等。分析老年人健康不平等最不能忽略的因素是年龄。正常情况下，一个 65 岁的老年人远比年龄为 90 岁的老年人健康，这在前文已经分析过。理论上，随着年龄增长，老年人的健康水平越来越低，其健康差异越来越小。实证结果证实了这样的理论规律：低龄老年人群的健康不平等程度比高龄老年人群的健康不平等程度大得多。以 95 岁及以上的老年人样本作为参照，65~74 岁年龄组指标的系数大于 75~84 岁年龄组指标的系数，85~94 岁年龄组指标的系数最小。透过不同年龄组指标对老年人健康不平等指数的边际效应的显著性可以发现，低龄老年人之间的健康不平等程度比高龄老年人之间的健康不平等程度更明显。正如健康生命历程理论所揭示的那样，老年人的健康水平随着年龄增长而降低，健康差异的空间也就随着年龄增长而减小。因此，低龄老人之间的健康不平等程度相对更大。

(二) 社会经济地位

家庭人均收入对数对健康不平等指数的作用系数为负，说明随着收入水平的不断提高，穷人和富人之间的健康不平等在缩小。家庭人均收入指标对健康不平等指数的边际效应系数基本在水平为 0.05 或者 0.1 的水平下显著为负，说明人均收入增加有利于缩小高收入老年人群体和低收入老年人群体之间的健康不平等。但是从系数大小看来，这种抑制作用并不大，系数绝对值仅维持在 0.0011 到 0.0046 之间，收入的增加对健康不平等指数的边际效应水平较低。在发展中国家的情境下，低收入群体的医疗服务投入相对量比高收入群体更大。在医疗服务价格不变的情况下，低收入群体和高收入群体收入同时增加，两类群体用于医疗服务的资金相对量和绝对量均在增加，但低收入群体仍然比高收入群体投入更少的资金绝对量，此时，收入并不能明显缩小两类群体的健康投资差距。如果考虑医疗服务的"高通货膨胀"性，低收入群体和高收入群体在收入同时增加的条件下的健康差距可能会扩大，因为富人往往可以第一时间利用最先进的医疗设备和技术。但总体上讲，收入的增加是有利于缩小穷人与富人之间的健康差距的。

　　受教育年限对健康不平等指数的影响呈非线性特征，受教育
年限9年以下变量系数为负但不显著，受教育年限9年以上变量
的影响系数显著为正。说明初中以下教育程度对老年人健康不平
等的作用不大，但是初中及以上教育程度对老年人健康不平等具
有显著的边际扩张效应。以受教育年限为1年以下的群体为对照
组，受教育年限1~9年变量的系数为负，受教育年限9年以上变
量对健康不平等指数的边际效应在0.01的水平下显著为正，说
明只有当受教育程度达到了一定的年限后，教育才能够显著对健
康不平等产生影响，这意味着初中及以上的受教育程度对富人的
健康明显更有利。在受教育程度较低的情况下，老年人健康差异
不大，而当受教育程度较高时，部分人可能获得了更高收入和更
安全健康的生活工作环境，因此拉大了其与受教育程度较低的人
群之间的健康差距。根据受教育的特征，9年受教育时间存在义
务性和基础性，而9年以上的教育意味着家庭对个人投入更多的
资金，由于家庭特征异质性，不同家庭老人受教育的差异较大，
这导致不同老年人群体在收入、职业、医疗投入、医疗服务获取
和生活习惯等方面存在较大差异，因此健康结果产出不一致的现
象更加明显。

　　收入差距极大程度上扩大了老年人群体内部的亲富性健康不
平等。所在省基尼系数对6种健康不平等指数的边际效应均在
0.01的水平下显著为正，并且影响系数在0.1086~0.4692之间，
说明高收入老年群体健康状态更好，低收入群体健康产出结果更
差。在医疗服务资源均匀分布的条件下，收入水平很大程度上决
定医疗服务获取的能力，所以低收入群体获得医疗服务的能力相
对高收入群体更为低下，贫富差距越大，健康越不平等。经过前
文的描述性统计可以看到，中国医疗服务资源从质量和数量上的
分布不甚均衡，因此收入差距就更加扩大了收入对健康的影响，
所以收入差距对健康不平等存在极为显著的正向影响。例如，城
乡老年人之间收入差距本身较大，而且低收入农村老年人所获得
的医疗服务数量不足和质量不高，且选择机会往往小于拥有较高
收入的城镇老年人，这就无形中扩大了城乡老年人之间的健康不

平等。

以东部为参照，中部地区变量系数为正，西部地区变量系数在0.01的水平下显著为负。说明相对于东中部地区，西部地区老年人健康相对更平等。西部地区相对东部和中部往往收入较低、医疗条件相对较落后，老年人健康水平往往处于较低水平。理论上，部分老年人可能死于病重未及时就医，西部地区部分省份的预期寿命较短也映证了这一点。如果经历了这样的存活选择，那么高龄阶段的在访老年人往往是身体本身相对于早去世的同龄人更健康的，所以在访样本高龄老年人的亲富性健康不平等指数并不高，甚至出现有利于低收入群体的健康不平等。在这种情况下，西部老年人之间的亲富性健康不平等会减弱。所以，相对于东部样本和中部样本，西部的老年人群体与收入相关的健康不平等指数较低，甚至出现低收入群体健康占优的情形。东部或者中部对于西部而言，经济发展水平更高、医疗服务资源更充裕，同时也往往存在更大的收入差距，所以可能导致东部老年人和中部老年人相对西部老年人存在更深程度的亲富性健康不平等。

城镇化有利于缩小老年人之间的健康不平等。回归结果显示，城镇居民变量对6种老年人健康不平等指数的边际效应均在0.01的显著水平下为负，说明从农村居民变换成城镇居民有助于消减老年人之间与收入相关的健康不平等。在城镇化过程中，居民职业从农业向非农业转换，获得更高的收入，生产生活条件得到改善，获得医疗服务的概率更高，健康投入增加，这些都有利于改善低收入老年人的健康水平，从而缩小这些新市民老年人与高收入老年人之间的健康不平等。另外，由于城乡户籍二元分割长期存在，农村居民和城镇居民在公共服务等方面还存在制度上的差异。在医疗保险方面，城镇居民适用城镇职工基本医疗保险制度（1998）或城镇居民基本医疗保险制度（2007），农村居民则适用新型农村合作医疗保险制度（2003）。这就导致长期以来城乡医疗保险在筹资、医疗费用支付和就诊等环节存在差距，形成城乡居民健康不平等局面。根据实证结果，加快城乡户籍制度改革、促进农民市民化有利于缩小城乡老年人之间的健康不平等。

（三）医疗卫生因素

重病及时就医缩小了老年人之间的亲富性健康不平等。重病及时就医是一个综合性问题，以被访者主观认知来判断医院远近、医疗条件、医疗费用、医疗服务质量等方面。该指标变量的回归分解系数均在 0.01 的显著水平下为负，说明重病及时就医能够提高老年人健康状态从疾病转向健康的概率，减小老年人健康状态从疾病到死亡的概率，使老年人健康水平维持在一定水平上，降低了老年人之间的健康不平等程度。当大多数老年人重病得到及时就医时，他们的健康结果差距会相应减小，他们之间的与收入相关的健康不平等指数也就会减小。通过考察重病及时就医对老年人健康不平等指数的影响，可以大致判断当前医疗可及性对老年人健康不平等指数的边际效应。基本的结果表明，医疗服务的可及性越高，老年人健康不平等的程度越低。

每万人三级医院的增加有助于降低老年人群内部的健康不平等。在 6 个健康不平等指数的回归分解系数中，有 4 个指数对每万人三级医院指标的回归分解系数在 0.1 的水平下显著为负，意味着每万人三级医院数量的增加，能够弱化老年人之间的亲富性健康不平等。根据人类健康的生命周期理论，老年时期对医疗的依赖性是非常大的，医院数量和质量对老年人健康有重要影响。每万人三级医院数量从一定程度上代表了当地的医疗服务水平，所以，每万人三级医院数量增加通常意味着当地居民获得医疗服务的可能性增加，这种供给的增加可能减缓了医疗服务价格的提升幅度，从而提高居民对医疗服务的可获得性，因此弱化了老年人之间的亲富性健康不平等。

家庭医疗卫生投入总费用能显著缓解老年人之间的健康不平等。实证结果显示，去年医疗总费用对数的回归分解系数在 0.01 的水平下显著为负，并且系数绝对值在 0.1494 到 0.6538 之间，说明医疗费用对老年人健康不平等指数的边际效应是非常明显的。根据格罗斯曼健康产出函数，在其他条件不变的基础上，增加健康投入可获得相应的健康结果，当大多数老年人健康投入增加时，他们间的健康差异会相应地减小。需要注意的是，医疗总费用的增加分为两个部分：一部分是用于治病增加的费用，另一部分是用于预防疾病增加的费用。虽然两者都是医疗费用的增加，但是原因和健康结果是不同的，同等条件下主动投入健康费用的老年人健康结果往往优于被动投入者的健康结果。实证数据显示的是上述两个方面的共同作用的结果，这意味着医疗投入对健康不平等指数的边际效应大于实证结果所显示数据，说明医疗卫生投入能显著缓解老年人之间的健康不平等。

家庭付费比偏大会导致低收入老年群体健康处于不利地位。家庭付费比的回归分解系数均在 0.05 的水平下显著为正，说明医疗费用的家庭付费比水平越高，对低收入群体的健康越不利。医疗费用往往是昂贵的，高悬的家庭付费比对低收入老年群体具有挤出效应。相反地，高收入家庭老年人获得医疗服务的概率就大于低收入家庭老年人获得医疗服务的概率。这样一来，低收入老年群体和高收入老年群体的健康差距就被较高的医疗费用家庭付费比进一步扩大了，这加剧了老年人之间与收入相关的健康不平等。由于低收入群体的健康投入产出弹性往往小于高收入群体的健康投入产出弹性，所以在面临健康和经济的权衡时，低收入群体可能会采取"拖一拖"、"忍一忍"等理性但无效的行为来减少医疗支出，变相增加经济收入以获得他们所认为的经济效用。而对于高收入群体来说，一旦身体出现不适，往往会及时采取就医行动，所以其健康水平通常比同等条件下低收入者的健康水平高。因此家庭付费比偏高加剧了低收入老年群体和高收入老年群体之间的健康不平等。

不均衡的保障付费制度扩大了低收入与高收入老年群体间的健康不平等。老年人健康不平等指数在指标"是否主要由保障付费"上的回归分解系数均在 0.01 的水平下显著为正，说明样本期间保障付费制度对老年人之间的健康不平等指数具有扩张作用。这是因为低收入群体往往在体制外就业，缺少社会保障，而高收入群体则通常就职于正式部门并且有较好的福利待遇和社会保障，而主要由保障付费的群体大多数是后者。实际上，部分体制内的人员享受公费医疗，而有些农民或者农民工人员则可能需要自筹全部医疗费用，这种不均衡的保障付费制度通常会导致老年人群体间的亲富性健康不平等加剧。

（四）老年生活状况

住养老院有利于减小老年人之间与收入相关的健康不平等。"是否住养老院"指标的回归分解系数均在 0.01 的水平下显著为负，说明住养老院减小了低收入老年人与高收入老年人之间的健康差异，使老年人之间与收入相关的健康不平等程度得到弱化。在养老院，老年人的食宿安排更多是统一的、标准化的，老年人获得的医疗服务基本相同，这弱化了老年人之间由于上述因素导致的健康差异。从样本描述数据看，虽然住养老院的老年人占比很小，但是回归结果是显著的，而且回归分解系数的值在 0.0306 到 0.1318 之间，意味着该指标的影响程度并不小。实际上，我国养老院的发展存在两极分化现象：即，一端是具有公益性质的收纳孤寡老人、失能老人等到院入住的福利院和敬老院规模在扩大；另一端则是由盈利性企业开办的现代高端养老院，这类养老院在近年发展较快。在样本期间，高端养老院的发展速度和规模有限，样本所包含的住高端养老院的老年人数较少，因此大多数住养老院的样本老年人入住的为公益性的养老院。这样一来，住养老院能够弱化老年人之间与收入相关的健康不平等的结果较容易得到合理的解释。

不均衡不充分的养老保险制度扩大了低收入老人与高收入老人之间的健康不平等。养老保险指标的回归分解系数均在 0.01 的水平下显著为正，系数值为 0.0114 到 0.0491 之间，说明高收入老年人拥有养老保险对健康的好处大于低收入老年人拥有养老保险对健康的好处，不完善的养老保险制度扩大了老年人之间与收入相关的健康不平等。实际上，低收入老年人群体拥有养老保险的可能性和标准往往没有高收入老年人群体所拥有的高，因为无论是对于基础养老保险还是补充养老保险，亲富人的"逆向选择"都是存在的。对于低收入群体，养老金多用于基本生活费用，而高收入群体可以将更多的资金用于保健投入。在老年时期，保健费用占比大、金额高，迫使低收入老年群体面临更大的健康风险，而高收入老年群体则更可能轻松应对这一问题。在不均衡不充分发展的情况下，养老保险制度并未能弱化老年人之间的亲富性健康不平等。

自助养老弱化了老年人之间的健康不平等程度。自助养老变量的回归分解系数在 0.01 的水平下显著为负，系数绝对值在 0.0214 到 0.0890 之间，说明自助养老对老年人健康不平等指数的边际效应比较明显。需要说明的是，自助养老的前提是老年人身体健康维持在相对较高的水平，换句话说，只有行动方便、具有自理能力的老人才能够采取自助养老模式，实现自己工作和自我照护。通过自我劳动，身体机能"用进废退"的效应得到发挥，使得通过自助养老的老年人之间身体健康差距相对较小，于是弱化了他们之间的健康不平等程度。自助养老主要发生在低龄老人群体中，而低龄老人健康不平等问题比高龄老人更突出，自助养老模式能够缓解低龄老人之间的健康不平等。这表明，老龄并不意味着依赖，老年人并不全是他们自己口中说的"老了不中用"，所以"老有所为"使自立自理的老年人健康处于较高水平，这有利于弱化老年人之间的亲富性健康不平等。

老年人所接受的家庭照护的差异会导致他们的健康差异和健康不平等。家庭照护变量的回归分解系数均在 0.01 的水平下显著为正，说明得到子女、配偶等亲属照护的老年人在健康方面优于未接受家庭照护的老年人，这就形成了老年人之间的健康不平等。调查期间正处于中国社会经济快速转型阶段，大量劳动力从农村流向城市、从中西部流向东部沿海地区，形成了"民工潮"，出现了大量的"留守老人"和"空巢老人"，这类老人不仅仅面临着家庭收入较低的困境，而且在病重时缺少子女等亲属的照护，导致他们在身心双方面都处于劣势地位。在社会阶层分化情境下，低收入家庭老年人缺少照护，在追求家庭收入增加的决策中，老年人的健康福利受到损失。丧偶老人、孤寡老人缺少家庭照护的概率更大，这对他们的健康不利。而高收入家庭的成员拥有照护时间和照护能力的概率更大，家中老年人受到照护的可能性更高，这对老年人的健康具有促进作用。通过对比，低收入家庭老年人通常比高收入家庭老年人接受更少的家庭照护，这加剧了老年人群体的健康不平等。

老年时期锻炼拉开了老年人之间的健康差距，以往锻炼可能抑制他们之间的与收入相关的健康不平等。当前锻炼指标的回归分解系数在 0.01 的水平下显著为正，说明老年时期的锻炼是拉大老年人健康不平等的因素之一，而且该系数的值在 0.0127 到 0.0568 之间，表明其边际效应并不弱。以往锻炼指标的回归分解系数虽然不显著，但系数的符号为负，从一定程度上传达了以往锻炼可能减少老年人健康不平等程度的信息。在健康产出的过程中，闲暇时间和锻炼均为必要的投入要素，并且时间是最根本的资源。对于个体而言，时间用于劳动，则可以获取经济效用，如果用于闲暇和锻炼，则可以获得健康效用。从健康风险行为看，低收入群体的单位时间带来的经济效用往往大于健康效用，因此低收入群体通常会通过加班、削减闲暇时间来获得经济效用，甚至尽管到了退休年龄，他们依然从事着额外的劳动，如多数中国的农民群体并不存在"退休"这一说法。而高收入群体的行为策略常与之相反，这就使得两类群体健康结果出现与收入相关的不平等。

二、面板数据实证结果分析

采用 RIF-I-OLS 方法对面板数据进行回归分解时，为检验回归结果的稳健性，模型中加入了 Robust 选项，故回归所得的表 5-5 的回归结果参数均为无偏估计。其中，性别、受教育年限、所属地区和以往锻炼情况为前定变量。

从人口学特征看，由低龄到高龄，年龄对老年人健康不平等的影响先升后降。年龄为 65~74 岁的指标系数在模型 7 至模型 10 中的显著性水平 0.1，而在模型 11 至模型 12 中不显著；年龄为 75~84 岁指标和 85~94 岁指标系数在所有模型中的显著水平均为 0.01，同时 75~84 岁指标的系数大于 85~94 岁指标的系数，说明随着年龄增加，年龄对老年人健康不平等的作用有所下降，但是依然有影响。以 95 岁及以上的老年人作为参照组，观测到当年龄在一定范围内时，年龄对老年人健康不平等的影响作用可能达到一个

表 5-5 老老年人健康不平等的 RIF-I-OLS 分解结果（面板数据）

	模型 7 rifCA	模型 8 rifEI	模型 9 rifCI	模型 10 rifCARI	模型 11 rifCSRI	模型 12 rifWI
性别	前定	前定	前定	前定	前定	前定
65~74 岁	0.0182*	0.0729*	0.0251*	0.0251*	0.0664	0.0915
	(1.6737)	(1.6737)	(1.7067)	(1.7067)	(1.5783)	(1.6117)
75~84 岁	0.0396***	0.1583***	0.0538***	0.0538***	0.1495***	0.2033***
	(3.9710)	(3.9710)	(4.0020)	(4.0020)	(3.8806)	(3.9123)
85~94 岁	0.0347***	0.1388***	0.0471***	0.0471***	0.1319***	0.1790***
	(3.8731)	(3.8731)	(3.8946)	(3.8946)	(3.8101)	(3.8322)
95 岁及以上	对照	对照	对照	对照	对照	对照
人均收入	-0.0047***	-0.0188***	-0.0063***	-0.0063***	-0.0181***	-0.0244***
	(-3.7708)	(-3.7708)	(-3.7741)	(-3.7741)	(-3.7605)	(-3.7641)
受教育年限	前定	前定	前定	前定	前定	前定

续表

	模型7 rifCA	模型8 rifEI	模型9 rifCI	模型10 rifCARI	模型11 rifCSRI	模型12 rifWI
收入差距	0.2074*** (4.3130)	0.8298*** (4.3130)	0.2809*** (4.3321)	0.2809*** (4.3321)	0.7933*** (4.2566)	1.0742*** (4.2765)
所属地区	前定	前定	前定	前定	前定	前定
居民类型	-0.0035 (-1.3339)	-0.0140 (-1.3339)	-0.0047 (-1.3318)	-0.0047 (-1.3318)	-0.0136 (-1.3395)	-0.0183 (-1.3376)
重病及时就医	-0.0129*** (-2.8299)	-0.0516*** (-2.8299)	-0.0171*** (-2.7938)	-0.0171*** (-2.7938)	-0.0521*** (-2.9319)	-0.0692*** (-2.8967)
每万人三级医院	-1.5485*** (-3.7361)	-6.1938*** (-3.7361)	-2.1211*** (-3.7867)	-2.1211*** (-3.7867)	-5.7196*** (-3.5884)	-7.8407*** (-3.6402)
去年医疗总费用	-0.1313*** (-3.4494)	-0.5251*** (-3.4494)	-0.1789*** (-3.4758)	-0.1789*** (-3.4758)	-0.4920*** (-3.3715)	-0.6710*** (-3.3989)
家庭付费比	0.0052 (1.1071)	0.0207 (1.1071)	0.0071 (1.1256)	0.0071 (1.1256)	0.0189 (1.0532)	0.0260 (1.0721)
主要由保障支付	0.0050* (1.7669)	0.0198* (1.7669)	0.0067* (1.7543)	0.0067* (1.7543)	0.0194* (1.8028)	0.0261* (1.7903)

续表

	模型 7 rifCA	模型 8 rifEI	模型 9 rifCI	模型 10 rifCARI	模型 11 rifCSRI	模型 12 rifWI
是否住养老院	-0.0235* (-1.7369)	-0.0942* (-1.7369)	-0.0321* (-1.7478)	-0.0321* (-1.7478)	-0.0882* (-1.7035)	-0.1203* (-1.7155)
养老保险	0.0104* (1.8807)	0.0415* (1.8807)	0.0141* (1.8956)	0.0141* (1.8956)	0.0390* (1.8367)	0.0531* (1.8522)
自助养老	-0.0121*** (-3.4018)	-0.0482*** (-3.4018)	-0.0161*** (-3.3807)	-0.0161*** (-3.3807)	-0.0478*** (-3.4607)	-0.0640*** (-3.4404)
家庭照护	0.0087*** (3.8846)	0.0350*** (3.8846)	0.0117*** (3.8765)	0.0117*** (3.8765)	0.0342*** (3.9062)	0.0459*** (3.8989)
当前锻炼情况	0.0079*** (3.5684)	0.0318*** (3.5684)	0.0109*** (3.6416)	0.0109*** (3.6416)	0.0289*** (3.3563)	0.0399*** (3.4304)
以往锻炼情况	前定	前定	前定	前定	前定	前定
常数	-0.0570** (-2.3204)	-0.2280** (-2.3204)	-0.0777** (-2.3456)	-0.0777** (-2.3456)	-0.2135** (-2.2472)	-0.2912** (-2.2728)

注：*、** 与 *** 分别表示 0.1，0.05 和 0.01 的显著水平，括号内数据为 t 值。

峰值。可见，年龄从低到高对老年人健康不平等的影响并不是线性的。也就是说，由于健康具有年龄积累效应，所以老年人健康不平等的确具有"年龄效应"或者"老化效应"。通过比较发现，健康不平等的"年龄效应"在低龄老年人群中开始发挥作用，当老年人群体进入高龄阶段之初，健康不平等的"年龄效应"达到较高水平，当老年人年龄不断上升，健康不平等的"年龄效应"开始弱化。

从社会经济地位看，一是家庭人均收入的增加弱化了老年人之间的亲富性健康不平等。健康不平等指数在家庭人均收入指标上的回归分解系数在 0.01 的水平下显著为负，随着低收入群体的家庭人均收入增加，家庭加大对老年人健康的投入，提高了低收入家庭老年人的健康水平，缩小了老年人之间的亲富性健康不平等。二是收入差距显著拉开了老年人之间的亲富性健康不平等。健康不平等指数在基尼系数指标上的回归分解系数均在 0.01 的水平下显著为正，并且回归分解系数的绝对值相当大，取值在 0.2074 ~ 1.0742 之间，说明收入差距对老年人之间的健康不平等的作用极其明显。三是回归结果释放出了城镇化有利于减弱老年人之间的亲富性健康不平等的信号。虽然面板回归结果中健康不平等指数在城乡居民类型指标上的回归分解系数不显著，但是各模型中该指标的系数均为负数，从一定程度上释放了上述信息，系数不显著可能是因为面板数据中样本老年人城乡户籍变动数量不足。

从医疗卫生状况看，一是重病及时就医有利于减小老年人之间的健康不平等。健康不平等指数在重病及时就医指标上的回归分解系数的显著水平均为 0.01，且系数为负，说明重病及时就医提高了低收入老年人的健康水平，降低了老年人之间的亲富性健康不平等。二是每万人三级医院数量的增加极大程度地弱化了老年人之间的健康不平等。每万人三级医院指标系数的显著性水平均为 0.01，系数为负，并且回归分解系数的绝对值均在 1 以上，这凸显了医疗服务在老年人健康不平等中的重要影响作用。三是家庭医疗卫生投入增加有助于降低老年人之间的健康不平等。根据格罗斯曼健康生产函数，健康的生产过程是需要投入医疗卫生服务的，当低收入家庭的健康投入增加，低收入家庭老年人的健康水平上升时，老年人之间的健康不平等得到消减。四是不均衡的医疗保障制度从一定程度上扩大了老年人之间的亲富性健康不平等。具体表现在医疗费用家庭付费比和是否主要由保障支付这两个指标的系数符号上，前者系数虽然不显著，但系数符号均为正，后者系数在 0.1 的水平下显著为正。这说明不均衡的医疗保障制度从一定程度上扩大了老年人之间的亲富性健康不平等。

从老年生活状况看，一是住养老院有益于缩小老年人之间的亲富性健康不平等。健康不平等指数在是否住养老院指标上的回归分解系数均在 0.1 的水平下显著为负，说明选择养老院养老这种居住模式有助于老年人在健康方面实现均等。二是不均衡不充分的养老保险制度扩大了老年人之间的亲富性健康不平等。调查期间，正是我国养老保险逐渐完善的转型期，转型以前老年人之间的养老保险是不均衡的，尤其是对农村老年人而言，他们是没有养老保险的，所以这种不均衡很可能会体现在健康结果上。三是自助养老有助于消减老年人之间的健康不平等。根据前文分析，自助养老和老年人健康状况是相互为前提的，通常情况下，选择自助养老的老年人群体之间的健康差异不大。四是贫富不均衡的家庭照护差异会扩大老年人之间的亲富性健康不平等。老年人获得家庭照护的概率和质量通常取决于社会经济地位，家庭照护作为社会经济地位对老年人健康产生影响的中间变量，其对老年人健康不平等也有直接的影响。五是老年时期的锻炼情况拉开了老年人之间的健康不平等。健康不平等指数在当前锻炼情况指标上的回归分解系数均在 0.01 的水平下显著为正，这意味着高收入或者高社会经济地位的老年人在锻炼上优于低收入或低社会经济地位的老年人，加剧了老年人之间的健康不平等。

三、实证结果的城乡对比分析

为了考察城乡差异，分别将城乡子样本作对比。通过采用 RIF-I-OLS 分解方法，得到总样本和城乡子样本的 WI 和 EI 两种健康不平等指数影响因素的回归分解结果。由于采用的是混合截面数据，为了控制时间变化和随时间变化的因素带来的影响，在解释变量中加入了调查年份。受教育年限、所在地区和年龄属于分类变量，因此按虚拟变量设置的原则分别将受教育程度为 1 年以下、东部地区和 95 岁以上三个变量作为参照组。回归结果对比如表 5-6 所示。

　　从人口学特征看，男性和女性老年人在遭遇健康不平等问题上没有显著差异，但系数符号隐含了城镇女性老年人和农村男性老年人更容易面临健康不平等的信号。农村样本性别指标的回归分解系数为正，总样本以及城镇样本性别指标的回归分解系数为负，这可能意味着城镇女性老年人和农村男性老年人更容易遭遇健康不平等。低龄老年人显著比高龄老年人更容易遭遇深度健康不平等，农村高龄老人遭遇健康不平等的可能性高于城镇高龄老人遭遇健康不平等的可能性。结果还显示，高龄老人之间的健康不平等在城镇和农村子样本内部不全显著，但在城乡总样本中显著，说明城乡之间高龄老人的健康不平等也是不可忽略的。

　　从社会经济地位看，收入增加对老年人健康不平等有缓解作用，但这在城镇和农村子样本中均不显著。总体上讲，收入的增加是有利于缩小穷人与富人之间的健康差距的，但就城乡内部而言，人均收入对健康不平等的抑制作用并不明显。初中以下受教育程度对老年人健康不平等的作用不大，但是初中及以上受教育程度对老年人健康不平等具有显著的边际扩张效应。通过城乡对比发现，受教育 1~9 年的指标在城镇样本中的回归分解系数为负，但在农村样本中的回归分解系数为正，说明教育利于富人健康的情形在农村更严重，教育对农村样本老年人健康不平等的边际效应更大。收入差距极大地扩大了老年人群体内的亲富性健康不平等，这在城镇和农村样本中均显著。以东部为参照，西部地区总样本和农村样本老年人的亲富性健康不平等较中部地区显著更低。城镇化有利于缩小城乡老年人之间的亲富性健康不平等。

　　从医疗卫生状况看，重病及时就医弱化了老年人之间的亲富性健康不平等，城镇和农村样本中该指标的回归分解系数均显著。每万人三级医院数量的增加有助于降低老年人尤其是农村来年人群体内部的健康不平等，每万人三级医院数量的增加对农村居民的影响

表 5-6 城乡老年人健康不平等指数的 RIF-I-OLS 分解结果对比

模型	城乡总样本		城镇		农村	
	rifEI	rifWI	rifEI	rifWI	rifEI	rifWI
性别	-0.0045	-0.0039	-0.0046	-0.0043	0.0034	0.0046
	(-0.9365)	(-0.7644)	(-0.6141)	(-0.5370)	(0.5383)	(0.6875)
年龄 65~74 岁	0.0847***	0.0967***	0.0865***	0.0966***	0.0749***	0.0874***
	(9.4033)	(10.0080)	(6.6117)	(6.8825)	(5.9472)	(6.4705)
年龄 75~84 岁	0.0369***	0.0436***	0.0419***	0.0476***	0.0303***	0.0374***
	(5.6816)	(6.2542)	(4.3163)	(4.5629)	(3.4336)	(3.9463)
年龄 85~94 岁	0.0081*	0.0105*	0.0081	0.0099	0.0081	0.0109*
	(1.7687)	(2.1452)	(1.1177)	(1.2738)	(1.3609)	(1.7099)
人均收入	-0.0044*	-0.0046*	-0.0015	-0.0017	-0.0020	-0.0019
	(-1.9028)	(-1.8598)	(-0.3951)	(-0.3966)	(-0.6796)	(-0.6090)
受教育 1~9 年	-0.0048	-0.0048	-0.0034	-0.0036	0.0021	0.0030
	(-0.9082)	(-0.8375)	(-0.4342)	(-0.4197)	(0.2969)	(0.3921)
受教育 9 年以上	0.0656***	0.0711***	0.0550***	0.0594***	0.0671***	0.0731***
	(6.5895)	(6.6424)	(4.4764)	(4.5012)	(3.6814)	(3.7269)

续表

模型	城乡总样本		城镇		农村	
	rifEI	rifWI	rifEI	rifWI	rifEI	rifWI
收入差距	0.4344*** (5.4127)	0.4692*** (5.4467)	0.3108*** (3.1517)	0.3344*** (3.1574)	0.5649*** (5.3187)	0.6107*** (5.3577)
中部	-0.0012 (-0.2303)	-0.0014 (-0.2471)	0.0025 (0.3264)	0.0024 (0.2877)	0.0066 (0.9497)	0.0072 (0.9646)
西部	-0.0287*** (-4.2571)	-0.0302*** (-4.1770)	-0.0161 (-1.5633)	-0.0170 (-1.5375)	-0.0345*** (-3.8090)	-0.0362*** (-3.7230)
居民类型	-0.0138*** (-3.1043)	-0.0150*** (-3.1308)	0.0000	0.0000	0.0000	0.0000
			—	—	—	—
重病及时就医	-0.0439*** (-5.9175)	-0.0456*** (-5.7621)	-0.0503*** (-3.6901)	-0.0532*** (-3.6436)	-0.0261*** (-3.0155)	-0.0261*** (-2.8268)
每万人三级医院	-0.0048* (-1.6453)	-0.0053* (-1.6682)	-0.2997 (-0.4635)	-0.3377 (-0.4863)	-0.0128* (-1.9111)	-0.0143* (-1.9837)
去年医疗总费用	-0.5977*** (-10.6303)	-0.6538*** (-10.7609)	-0.5656*** (-8.3307)	-0.6143*** (-8.3983)	-0.4709*** (-5.0118)	-0.5242*** (-5.1670)

续表

模型	城乡总样本		城镇		农村	
	rifEI	rifWI	rifEI	rifWI	rifEI	rifWI
家庭付费比	0.0246** (2.5562)	0.0266** (2.5709)	0.0326*** (2.6062)	0.0352*** (2.6134)	0.0166 (1.0755)	0.0182 (1.0941)
主要由保障支付	0.0264*** (4.2181)	0.0284*** (4.2193)	0.0325*** (3.6419)	0.0348*** (3.6321)	0.0242*** (2.6922)	0.0263*** (2.7166)
是否住养老院	-0.1224*** (-7.7613)	-0.1318*** (-7.7623)	-0.1222*** (-6.4656)	-0.1314*** (-6.4701)	-0.0969*** (-3.0783)	-0.1040*** (-3.0782)
养老保险	0.0457*** (6.3327)	0.0491*** (6.3150)	0.0205** (2.2782)	0.0221** (2.2818)	0.0490*** (3.4055)	0.0527*** (3.3885)
自助养老	-0.0856*** (-7.0494)	-0.0889*** (-6.8372)	-0.1026*** (-4.2567)	-0.1084*** (-4.1959)	-0.0224 (-1.5616)	-0.0204 (-1.3253)
家庭照护	0.0161*** (3.5934)	0.0176*** (3.6433)	0.0171** (2.4155)	0.0185** (2.4360)	0.0136** (2.2968)	0.0148** (2.3385)
当前锻炼	0.0506*** (9.1478)	0.0568*** (9.5656)	0.0446*** (5.7901)	0.0496*** (6.0008)	0.0291*** (3.6322)	0.0341*** (3.9618)

续表

模型	城乡总样本		城镇		农村	
	rifEI	rifWI	rifEI	rifWI	rifEI	rifWI
以往锻炼	-0.0045	-0.0053	0.0028	0.0028	-0.0060	-0.0070
	(-0.9046)	(-0.9865)	(0.4020)	(0.3683)	(-0.8339)	(-0.9065)
时间	固定	固定	固定	固定	固定	固定
常数	-0.0512	-0.0611	-0.1034*	-0.1143**	-0.2118***	-0.2371***
	(-1.1300)	(-1.2555)	(-1.9141)	(-1.9716)	(-4.0289)	(-4.2019)

注：*、**与***分别表示0.1，0.05和0.01的显著水平，括号内数据为t值。

较城镇居民大。家庭医疗投入增加显著地缓解了老年人之间的亲富性健康不平等。通过比较家庭医疗投入和收入差距的影响，发现城镇样本老年人家庭医疗投入对健康不平等的边际效应比收入差距的作用更明显；但在农村样本中收入差距对健康不平等的作用比医疗费用投入的作用更大。家庭付费比偏大可能导致低收入老年群体健康处于不利地位，这在城镇样本中更显著。不均衡的保障付费制度扩大了低收入老年群体与高收入老年群体之间的健康不平等。

从老年人生活状况看，住养老院有利于减小老年人之间与收入相关的健康不平等。不均衡不充分的养老保险扩大了老年人之间的亲富性健康不平等，农村样本中由养老保险差异引致的老年人亲富性健康不平等现象更为严重。自助养老减弱了老年人之间的亲富性健康不平等程度，尤其在城镇样本中更显著，而在农村样本中并不显著，可能的解释是农民不存在"退休"的说法。贫富不平衡的家庭照护扩大了老年人之间的亲富性健康不平等，这不论在城镇还是农村都显著，因为"留守老人"和"空巢老人"等现象在城乡均存在。老年当期的锻炼扩大了老年人之间的亲富性健康不平等。城镇样本中以往锻炼指标的分解系数为正，农村样本中该系数为负，可能显示出高收入家庭老年人的锻炼意识和行动更强烈，因此拉开了其与低收入家庭老年人的健康差距，说明高收入家庭老年人可能在早期或者低龄老年时期就开始了锻炼和休闲等健康投资，因此通常得到优于低收入家庭老年人的健康结果。以上现象能够比较合理地解释城镇样本和农村样本中以往锻炼指标系数符号相反的情形。

第六章 消减中国老年人健康不平等的对策建议

第一节 健康不平等干预原理与国际经验

一、健康不平等干预原理

(一) 医疗服务价格管制

政府干预健康不平等的重要经济学理论依据之一是市场失灵。市场失灵导致要素价格扭曲，不仅影响医疗卫生体系的效率，还影响医疗服务利用的公平性，因此需要政府实施卫生保健计划。市场失灵的主要有存在垄断、公共物品、外部性等情形。除了市场失灵，政府干预的依据还有一种典型情况：当市场不完全时，私人市场无法满足需求，需要公共部门参与产品和服务供给。保险也会导致市场失灵，保险导致的医疗卫生市场失灵使政府对医院收费的管制以及对医院收入的管制应运而生。诺贝尔经济学奖获得者 Arrow (1963)① 开始关注卫生保健经济学时，他强调了卫生保健市场存在明显的不确定性，这种不确定性在供方和需方都存在，在这种情况下保险市场不能形成，需要政府介入以克服这些不确定性。

对医疗服务价格的管制是运用非市场的方法对投入医疗服务市场的商品服务数量、价格和质量以及它们的组合进行控制和调节的过程。在医疗卫生服务市场中，政府的管制主要体现在服务收费控

---

① Arrow K. Uncertainty and the Welfare Economics of Medical Care. American Economic Review, 1963 (5): 941.

制、药品价格管制、医疗卫生人员编制数量和资格认证管理等。具体举例而言，设立许可证制度就是通过控制和调节卫生保健服务的质量，从而对卫生保健服务的价格产生作用。再如，药品行业就具有两个显著特征：一是有重要的市场准入屏障；二是受到严格的生产、流通和利用管制。

价格管制是用于抑制医疗费用和医院医疗成本上升的一套经典理论，其中也包括了保险费率管制①。价格管制理论的典型表达式为：

$$\log C_t - \log C_{t-1} = b(X_t - X_{t-1}) + \mathrm{d}D + \varepsilon \qquad (6.1)$$

其中，等式左边为医院开支的对数或医院开支百分比变化的对数，是解释变量 X 和强制费用管制 D 变化的函数。如果 d 是负数，在其他条件保持不变的情况下强制费率管制能够减弱医院开支加速的趋势。当然，在使用过程中不一定都会得到理想效果，比如在医院开支水平较低的地区，尽管实施了强制费率管制，但医院开支和卫生保健成本依然可能快速上涨。

实际上，许多管制制度需要改进。在此以许可证制度为例进行分析，许可证制度提高了卫生保健服务门槛，对服务的质量有提高的作用，但同时也导致了卫生保健服务价格上升。在实施过程中，许可证和质量保证之间并不一定能够互为充要条件。在多个国家和地区，许可证作为医疗和养老服务的门槛之一，这种制度的负面效应是将部分资源排除在医疗卫生供给方之外。所以，改革的重点是要对服务过程进行规范化管理。

(二) 保险计划的预先支付系统

医疗卫生市场存在一个特殊现象："花了那么多钱，我们被治愈了吗？"对医疗卫生服务的消费并不能确定性地使人们获的更好的健康状况。实际上，健康状况越差的人群，他们对医疗服务消费的倾向性选择已经表现在寻求卫生保健的行动上了。随着年龄的增

---

① 舍曼·富兰德，艾伦·古德曼，迈伦·斯坦诺. 卫生经济学. 北京：中国人民大学出版社，1993.

长，健康状态比以往更差，为了维持健康状态，保健的成本和投入也在增加。在医疗成本费用上升的过程中，降费成为了医疗体系改革的重要目标。老年医疗保险计划的预先支付系统就是为了降低卫生保健的成本，抑制医疗卫生服务的价格上涨，缓解老年人就医负担。预先支付系统通过限制医院从每个患者身上获得的收入而控制医院卫生保健成本。

预先支付系统在美国（1983）被使用于老年医疗保险计划，其中隐含的降低卫生保健成本的原理是限制医院从每个老年人身上获得的卫生保健费用。具体而言，医院所获得的补贴取决于对每个老年人的病情和治疗方案。这有效防止医院延长住院时间、提供额外服务等问题。老年医疗保险计划促使保险融资方式转变为预先支付方式。相对于后付制，预先支付系统克服了"花多少报多少"的问题，具有减少不必要开支的功能。预先支付系统激励医院和医生使用最恰当的方案而不是最贵的方案治疗患者，因为采用更贵的方案医院和医生并不能得到更多的补偿。

老年医疗保险计划下的预先支付系统给医院和患者带来的影响是多维度的。其一，降低了病人在医院的平均住院日；其二，对可及性和质量产生了复杂的影响，但尚没有证据表明医疗服务可及性和质量是下降的；其三，组合病例的复杂程度上升，可能引致对资源投入的需求增加；其四，在财务影响上刚开始是增加投入，后期有可能改善医院的财务状况。重要的是，预先支付系统对医院成本的影响表现在医院作出的反应上，医院可能实行节约策略。而预先支付系统对全社会卫生保健成本的影响则是更为复杂而深远的。

（三）医疗服务利用审查与医院投资审查制度

医疗服务利用审查，也称医疗服务利用管理（Utilization Review，UR；Utilization Management，UM），是一种控制医疗服务数量的管制策略。管制的原理是对某些医疗服务的利用采取审查批准制度，增加这些服务使用的门槛，管控特需医疗服务的使用数量，防止医疗服务被滥用。例如，对抗生素和激素的使用就需要采取审查管理，防止滥用抗生素，避免产生抗药性，减少因为短期的疗效对长期利益的牺牲。医疗服务使用审查种制度试图在不影响患者健康的前提下减少不必要的成本，但是实施过程是复杂的。

医院投资审核是指对医院投资设备、技术研发等活动采取审核制度的做法。医院投资审核制度旨在控制医院资本成本、保证医疗服务质量和提高医疗服务的可及性。增加医疗投资审核主要是提高医院高投资的门槛，一方面避免了医院可能面临的投资低效率、研发失败等风险，另一方面减少不必要的支出，因为医疗设备投资和研发往往价值不菲。实际运营中，医院投资审核制度的实施效果尚未得到很好的证实，其对医院的影响还存在争议。虽然有少部分文献证据认为医院投资审核制度的有效性，但是也有研究指出医院成本和医院投资审核制度并没有多大关系①。

（四）再分配与风险均摊原理

医疗市场的不确定性催生了医疗保险。医疗保险有调节收入差距、保障社会安定、促进社会进步的作用。作为政府用来实现再分配的手段，医疗保险通过征收和偿付来调节收入差距。与其他保险计划一样，医疗保险通过应对健康和医疗卫生服务带来的不确定性冲击，为居民提供安全网，促进社会安定。医疗健康保险具有社会福利性，补偿费用的支付对象可以是参保患者，也可以是为参保人提供保健服务的主体，如医院、药店等。医疗保险实现了多种再分配功能，包括收入再分配、家庭再分配、地理再分配等，其中最重要的一个功能就是收入再分配，平滑了收入差距带来的健康机会不平等问题，体现了社会公平性。

引入保险后，消费者对卫生保健的需求可能发生变化，卫生保健服务者的行为激励机制也可能发生变化，即保险方是否支付某种治疗步骤或某种医疗服务可能会决定卫生保健服务提供者是否提供某种治疗步骤或某种医疗服务。对卫生保健供给者的补贴从"事后补贴"转向"事前预付"，旨在控制某个区域的卫生保健成本支

---

① 舍曼·富兰德，艾伦·古德曼，迈伦·斯坦诺. 卫生经济学. 北京：中国人民大学出版社，1993.

出。为了达到这个目标，一些保险计划需要强制实施。Jensen，et al.（1988）发现，部分强制性健康保险使得保险公司不得不提供除强制性保险之外的更低成本的其他保险，这对被排除在医疗服务市场之外的低收入者来讲可能是好消息。①

　　重点关注通过公共费用向贫困者、老年人、残疾人、失业者和其他健康者提供卫生保健服务的社会保险。这些制度主要包括向贫困者发放救济金、救济物品或者优惠券；向老年人提供生活补贴、社会保障和帮助服务；向残疾人提供生活保障和基本服务；向失业者提供基本生活保障。而对于其他健康者，部分国家还提供全部或者部分卫生保健费用用于个人健康计划。立法者和政策制定者更倾向于使用特定服务和票券而不是现金为保险对象提供卫生保健服务，这主要是为了控制被保险人的购买行为，从而达到卫生保健政策目标。社会保险计划是否实现了收入从富人转移到穷人的重新分配，需要同时考虑税收和受益两个方面，另外需要合理考虑到起付线和共付部分，还需要考虑卫生工作的时间和就诊等待时间。

　　消减与社会经济地位相关的健康不平等，让大多数人能够平等地拥有健康的一个重要方法是以较低的价格向穷人提供特定的服务。在执行的过程中，医疗服务是不太可能被转移的，所以往往导致价格补偿策略失去效果。所以对收入进行转移被福利经济学证明其在医疗卫生市场中的公平实现方面具有优势。但是，通过长期地将收入从富人向穷人转移，这会导致富人的积极性下降，使能被转移的部分越来越少。根据次优理论权衡公平与效率，选择低成本方案提高公平性，在受益者团体不改变工作努力程度的条件下，增强卫生保健市场的竞争往往是有益的。政府对卫生保健市场的干预包括公共卫生支出预算、商品税和补贴、转移支付、穷人救助计划和老年人卫生保险计划等。社会保障制度使财富从富人转移向穷人实现重新分配，特定年龄组的贫困者可能比富有者获得更多健康利益。

---

　　① Jensen，et al. The Erosion of Purchased Health Insurance. Inquiry，1988（3）：328.

(五) 老年人整合照护框架

根据世界卫生组织针对老年人的综合服务 (Integrated Care for Older People) 思想，整合的养老服务可概括为针对所有老年人群体尤其是高龄、失能、失智等需要照护的老年人群体提供的来自不同主体的综合性健康与照护服务。整合的养老服务是整合照护和养老服务的延伸和发展，以欧盟国家为主倡导的"整合的社会服务"和"整合照护"中涉及老年人的保健服务和以中国为主提出的"整合卫生和养老服务"都具有整合的养老服务的特征。世界卫生组织将整合照护定义为提高服务的可获得性、质量、用户满意度和效率的一种手段。"福利多元"理论则认为整合照护是指社会中不同的角色如政府、市场、社区、家庭、邻里、社会慈善福利组织和社会非营利组织等分别提供不同的社会福利产品，众多福利组织者发挥着协同作用来共同完成社会福利目标的过程。

整合的养老服务遵循主体间依赖原理、共担-共享原理、适应性选择原理、成本-收益合算原理、时间持续性原理、公平原理和与其他服务系统耦合相衔的原理。根据 Neil Gilbert 的社会福利分析框架，养老服务框架可分为覆盖对象 (Who)-给付内容 (What)-传送机制 (How)-资金选择 (How) 4 个维度。整合的养老服务体系一方面涵盖服务对象、服务主体、服务项目内容、资金来源、服务评价等要件，另一方面还囊括这些要件之间纵向、横向或者功能联结的机制和衔接落实的保障制度，两方面缺一不可。从要件和机制出发，整合的养老服务体系至少需要围绕综合性的服务内容、多层次的服务主体、可持续的资金来源和全方位的制度保障 4 个基本维度来实现框架构建。

二、国际典型做法及启示

(一) 美国主要经验借鉴：保险救助与健康管理

1. 老年医疗保险计划和穷人医疗救助计划

美国老年医疗保险计划和穷人医疗保险计划是 1965 年通过的。老年医疗保险计划是覆盖老年人住院和部分药品的全民性保险计划；穷人医疗保险计划是联邦政府和地方政府财政共同出资的针对穷人的卫生保健服务覆盖行动。

在 20 世纪 80 年代，美国为了更有效地控制成本，实行老年医疗保险计划，将住院医疗支付系统改为按病种费用支付系统（Diagnosis Related Groups，DRGs）。美国老年医疗保险计划的税收率占所有工资收入的 1.45%，此百分比恒定不变。经过 40 多年的发展，美国老年医疗保险计划逐渐扩容，至今主要包括 4 个部分：一是住院保险；二是补充医疗保险；三是老年医疗保险计划特惠项目；四是新处方药保险计划。住院保险覆盖了针对住院患者的医疗服务、专业护理机构的服务、家庭健康机构的服务和疗养院的服务等，且对各覆盖内容的服务期限、服务标准和支付情况均有明确规定。补充医疗保险覆盖了内科外科服务和由脊椎指压治疗者、足病医生、牙医、配镜师提供的服务以及急诊门诊提供的服务。基本的老年医疗保险计划特惠项目覆盖了协调保健计划项目和私人部门不受限制的按项目收费的保健计划项目。新处方药保险计划是在自愿的情况下向住院保险和补充医疗保险参加者提供处方药补贴，并向低收入参保者提供保险费补贴和费用分担补贴的计划。

老年医疗保险计划的筹资方式与计划结构紧密相连。住院保险主要来自强制性工资扣税；补充医疗保险和新处方药保险计划主要通过受益人缴纳的保险金和美国财政部普通基金的支持进行筹资；老年医疗保险计划特惠项目的补贴主要来自财政支持。老年医疗保险计划各独立基金账户和受益人按照保险协议规定的起付线和共付比例向服务提供者付费，在此过程中用法律和协议对双方的权益实行保护，确保收费的合理性。老年医疗保险计划实施后覆盖了美国95%的老龄人口以及部分年轻的残疾人。

美国穷人医疗救助计划是根据《社会保障法》（Social Security）中的条款实施的，由联邦政府和州政府配套执行。穷人医疗救助计划的受益对象是贫困的个人和低收入家庭。该计划是用于最贫困人群医疗和健康相关服务的最大资金来源渠道。穷人医疗救助计划包括 4 个公共保险项目：一是为低收入家庭的妇幼医疗服务提供救济；二是为老年医疗保险计划未覆盖的老年医疗服务提供救济；三是为低收入的残疾人提供大部分医疗服务费用；四是为许多接受专业护理机构服务的老年人支付护理服务费用。

联邦政府法令规定地方政府须要建立明确的覆盖对象、服务类型、服务数量、服务时间、支付比例、基金管理、风险控制等方面的制度保障。贫困人口和低收入家庭成为穷人医疗救助计划的受益对象需要通过资产评估，并非所有穷人都能够成为受益人。通常来说，各州在确定穷人医疗救助计划受益对象时，判断范围较宽泛。为符合联邦政府的法令"提供广泛的覆盖"，州政府通常需要将联邦政府收纳的低保户和未获得现金支付的人群列入穷人医疗救助计划。同时，对于满足特定条件的受益对象，联邦政府还会向州政府提供配套资金给予扶持。这些条件主要有：（1）满足有被抚养子女家庭援助计划条件的人群；（2）家庭收入在贫困线 133% 及以下的 6 岁以下儿童或孕妇；（3）年龄低于 19 岁、家庭收入在贫困线及以下的所有儿童。

穷人医疗救助计划的资金由联邦政府和州政府共同承担。该计划的服务内容主要包括住院服务、门诊服务、围产服务、儿童免疫、医生服务、21 岁及以上人员的机构服务和计划生育服务。各州政府在满足联邦政府法令规定的基础上分别根据地方情况制定了不同的服务时长、服务数量，保障医疗救助的"适当性"和"平等性"。计划中涉及多种支付系统，包括按项目付费和预先支付系统。为调节公平性，该计划中的部分受益者享有优惠政策，甚至不需要付费。随着法律制度不断完善，穷人医疗救助计划提高了卫生保健的可及性和服务质量，拓展了服务内容并且减少了服务限制。

以上两个计划既有关联，也存在冲突。一方面，老年医疗保险计划和穷人医疗救助计划是相辅相成的，部分受益者同时享有上述两种保险计划，这部分人称为双重受益者。对于两个计划都参加的人群，老年医疗保险计划覆盖的任何服务都首先由老年医疗保险计划支付，剩下的再由穷人医疗救助计划支付。另一方面，老年医疗保险计划和穷人医疗救助计划都有把费用和成本转移到对方身上的动机。前者作为住院服务、医生服务和其他急性医疗服务的主要支付者，后者则可选择性地为双重受益者支付共付费用。如果某些州希望减少其穷人医疗救助计划的支出，这些州就会限制穷人医疗救助计划的支付支出，这可能导致保险受益者的医疗服务可及性降低。对于如何应对两个计划的冲突，David Grabowski（2007）概括了按人头计算的管理保健计划和按绩效付费等方案，但效果总不是很明确。Holahan 和 Weil（2007）等提出了更好的对策，即将双重受益者人群保健服务的经济责任给联邦政府，这样可以提高双重更受益参保者的保健协调性，同时也能够缓解州政府的财政负担。

老年医疗保险计划和穷人医疗保险计划的实施效果评价。可以从卫生保健费用、卫生保健可及性和健康状况 3 个方面来进行评价。对于费用而言，保险计划的实施依然会以一定速度增长，费用增长的原因可归结为覆盖扩大、技术应用和"无效率的增加"等因素。如果不考虑过高的费用问题，现有证据已经较好地证明了保险计划对卫生保健可及性问题提供了很好的解决方案。有足够的证据表明老年医疗保险计划和穷人医疗保险计划可以提高健康状况。①

2. 消费者驱动健康计划和管理保健组织

2007 年，美国共有 500 万户家庭加入了消费者驱动健康计划（CDHPs），此后，该计划成员数目增长迅速。这种计划的主要做法是授权给消费者，让他们的决策能力增强，构建一个更有竞争力的卫生保健系统。让关注费用的患者具备谈判能力，降低卫生保健费用。

管理保健组织（MCOs）是指如医院、诊所和疗养院等有组织的递送系统为给定人群提供或安排一系列服务的组织形式。管理保健组织的优点在于更集中的管理服务，降低服务成本，保证资源得到合适利用，既充分利用又不过度利用，是一种典型的"守门人"制度设计。MCOs 的递送系统通常包括保险公司、结算平台和医院。

管理保健组织和按服务项目收费的保健服务不同之处在于费用

---

① 舍曼·富兰德，艾伦·古德曼，迈伦·斯坦诺. 卫生经济学. 北京：中国人民大学出版社，1993.

和直接支付风险等方面。管理保健组织被认为比按服务项目收费的保健服务更节约成本。但是针对健康水平较低的群体，服务提供者可能会有采用"撇奶油"等行为的风险。"撇奶油"即寻找健康状况比较好的患者，他们可能使用低于保险价值的服务。管理保健组织提供的综合性住院和门诊服务通常不存在共付保险和起付线，其支付手段更加直接，更符合消费者需求。

管理保健组织通常不向医院要求大量折扣，选择医院时优先考虑医院位置和医院提供的服务。日常保健和长期保健之间的替代性非常强，鼓励家庭日常保健对老年人医疗保险计划和穷人医疗救助计划有重要的预算意义。低收入群体医疗救助计划的管理保健方案采用2种模式：一是与当地的健康维护组织签订合同；二是基于当地自主构建结构松散的提供者网络，与被选出的提供者们签订合同，提供者提供折扣并且利用"守门人"原则控制服务利用情况。当然，这两种模式是可以结合使用的。

美国针对老年人和低收入群体的医疗救助计划采用保险形式，通过保险公司与医院进行议价，让医院针对老年人和低收入群体采用尽可能经济的手段最大程度上治疗患者，这是一种较好的控费模式，有利于减轻老年人和低收入群体的医疗负担，促进健康公平。这两种计划对中国的重要启示就是设计满足各类老年人和低收入群体需求的医疗保险救助计划，减少老年人和低收入群体在医疗卫生上的开支，从一定程度上提高老年人和低收入群体的健康投资，有利于这些群体将健康保持在一定水平上，从而减少健康不平等。另外，美国实施的健康管理制度也对中国具有有益的参考价值。通过消费者驱动计划和管理保健组织为消费者提供"守门人"服务。在这个过程中，通过对特殊弱势群体的倾斜，有利于防止"逆向选择"现象的出现。中国在设计全民健康计划时也应该针对老年人和低收入群体实行专项计划，并在公共计划中将部分资源倾向老年人和低收入群体，这样有助于消减健康不平等。

（二）欧盟典型实践启示：整合照护与时间银行

从20世纪50年代以来，欧洲国家纷纷建立了以政府为核心的全面社会福利模式，其中涉及老年人的福利制度包括养老金和医疗服务制度等。实施社会福利模式和构建社会福利体系主要是将财富从富有人群转移部分至贫穷或面临高风险的人群，实现再分配功能和跨生命周期阶段储蓄消费优化的功能。20世纪70年代以来，欧洲福利体系在经济发展的黄金时期发挥了调节资本主义和民主制度之间冲突和矛盾的重要作用，降低了劳动者因贫困、失业和缺乏就医资本等产生的不安全感，提高了社会整体福利。欧洲国家的典型实践主要有整合照护和"时间银行"。

1. 整合照护

整合照护是福利社会和福利经济领域的重要概念，国际上关于整合照护有多种定义。其中一类典型观点认为整合照护是将多个主体提供的单一服务放在一起进行统一管理的过程；而另一类观点则认为整合照护是指某个单位用与其他单位协调的方式来确保成本-效益、提高效率、增进福利以及增加供需双方效用的行动过程。不同理论对整合照护的定义描述也有所区别。如世界卫生组织将整合照护定义为提高服务的可获得性、质量、用户满意度和效率的一种手段；而"福利多元"理论则认为整合照护是指社会中不同的角色如政府、市场、社区、家庭、邻里、社会慈善福利组织和社会非营利组织等分别提供不同的社会福利产品，众多福利组织者发挥着协同作用来共同完成社会福利目标的过程。

尽管不同定义的侧重点有所差异，但整合照护的内容和特征基本保持统一，主要有以下4个方面：一是由单一组织统筹或多个组织协同提供卫生服务和社会照料服务；二是整合照料的功能在于连接初级保健服务和次级保健服务；三是在单一部门内连接不同层次的健康服务，如疗养照护和精神健康服务等；四是连接预防和治疗服务。实际上，整合照护属于一种复合介入，其过程涉及不同资源、主体和组织方式，目标是使细碎化的单元协作起来实现优质服务。整合照护的价值在于让照护对象受益、提升组织的社会服务管理水平、提高社会服务的供给效率、让国家整体受益、提高国民福利，同时消减不平等。整合照护能在以被照护者为中心的原则下将基本服务、社区照护和社会照护统合起来，提供不间断的、高质量的照护，这需要各机构的联合而不是竞争（杜鹏、李兵、李海荣，2014）①。

（1）整合照护主体

整合的养老服务供给主体应是多层次、协调性强、多网点和跨区域的。在整合的养老服务体系中，主体系统至少需要满足5个特征：一是拥有高、中、低端服务主体，使不同收入的群体均可匹配到相应支付能力范围内的服务供给方；二是从城镇向乡村延伸，全面覆盖城乡居民，能根据不同地区健康老龄化的程度动态配置养老服务资源；三是主体间的关系是合作而非竞争，具有较高程度的专业化分工和高度灵活的衔接能力；四是具备整合而统一的运营平台，实现主体间信息互通共享，让老年人在不同区域和主体间均能接受服务和便捷支付，实现各类补贴和配套资金能跨主体跨区域给付；五是包含提供治疗、养护、照护等多元化的服务在内的主体间实现协作供给，使老年人能够以服务组合的方式获得不同类型的医疗服务和养老服务。

这些主体主要包括4类：第一类是机构、社区和家庭成员。家庭提供基本生活照料、社区提供日间照料和文娱休闲、机构则为那些不愿意或者不能选择家庭和社区养老的老人提供第3种选择。各主体间需保持开放性。第二类是医院、医生和护理人员。养老服务所针对群体具有一定的风险性和脆弱性，医疗护理系统与养老服务活动结合的目标在于预防风险和应对脆弱性，具体而言就是提供治疗、护理和其他健康服务。这些服务具体由医院、医生和护理人员提供。为保证医疗卫生服务的可及性、连续性和专业性，需要在机构、社区、家庭和医院、医生之间建立紧密的联系机制。第三类是网络运营平台、其他组织和个人。建立全国性或者区域性的网络运营平台是整合养老服务的重要手段。在互联网时代，这成为一种非常可取的方式。在构建网络的基础上鼓励除机构、医院外的其他组

---

① 杜鹏，李兵，李海荣．"整合照护"与中国老龄政策的完善．国家行政学院学报，2014（3）．

织如志愿者协会、老年互助协会和慈善组织和个人通过网络运营平台为老年群体提供养老服务和健康照料。第四类是保险经办机构、保险公司和结算媒介。养老服务各环节均涉及支付问题，除现付的活动外，有大量的环节需要通过保险赔付的方式进行支付。整合的养老服务提供了便捷办理保险支付的可能性。保险经办机构、保险公司和结算媒介在养老服务主体间扮演着重要的监督角色，有益于保证养老服务的连续性，避免信息不对称带来的风险。

（2）整合照护内容

养老服务的目标在于为老人群体提供保护和照护，其保健性特征明显。养老服务包含基本养老服务和非基本养老服务。基本养老服务是指在政府的主导下，通过国家财政投入，向全体老年人提供基本的生活照料、卫生保健、精神慰藉等服务。基本养老服务侧重兜底性和覆盖面，是基于社会保护和社会服务建立的，并且偏向困难群体。非基本养老服务则指为具有有效需求的老年群体提供基本养老服务以外的有偿服务或基本养老服务水平以上的有偿服务。非基本养老服务往往是由非公养老机构和企业主导，发展非基本养老服务旨在增加养老服务供给量和丰富养老服务供给层次，促进养老服务产业繁荣，使基本养老服务得到有效补充。

世界卫生组织对健康老龄化的界定是"发展和维护老年健康生活所需的功能发挥的过程"，因此，养老服务除了养老资金来源、医疗卫生服务和精神慰藉外还包含了住房、文娱、教育、就业和社交等多个方面。具体而言，养老服务包括生活照料、精神关怀、保健预防、医疗照护、康复疗养、文教娱乐、社会交际等。整合照护视角下，各项养老服务之间是连续的、全方位的、覆盖全生命周期的和全群体的；照护者和被照护者均可选择组合式养老服务，而不仅是由某个主体完成所有服务内容。使绝大多数老年人均能享受到根据服务需求划分阶段、跨主体、跨区域地进行衔接的服务内容是整合的养老服务体系的基本要求。

其中，生活照料包括打扫卫生、购物、洗衣、洗澡、穿衣、做饭、喂食、辅助如厕等，服务方式有家庭成员照护、社区或平台机构人员上门服务、日托照料等。在生活照料的基础上，整合照护需要养老服务体系满足老年人社会参与、情感支持和人文关怀等方面的需求。治疗性照护或治疗性护理主要是针对患者疾病需要急性治疗或正在使用治疗手段的慢性病老年患者所提供的照护，这类照护需要医院、专业照护机构和个人提供。预防性照护服务主要包括体检监测、入户巡护、营养改良、机能维持和失能预防等，通过家庭医生计划、居住环境无障碍化改造、辅助设备购置等方式实现。康复型照护和疗养型照护主要指针对大病治疗后的康复需求人员和有慢性病疗养需求人员提供卫生保健、功能恢复、增强身体机能而设计的照护行动。

2. 时间银行

欧盟部分国家为了应对老年人照护人员不足的问题，推出"时间银行"制度。德国的监护式养老公寓采用无障碍化适老设计，并且在公寓中安装诸多有利于老年人照护活动的硬件设施，同时安装了可追踪的监控系统，方便实时提供老年人行动所需的照护服务和记录照护过程。公寓采用租赁或购买等形式，老年人可以组团租购，这样以便老年人之间的社会人际关系得到维系和保持，也促进老年人社会功能的发挥。根据"时间银行"制度，年满18岁的德国公民只要身体健康、具备一定的老年人照护知识，均可以申请义务向养老公寓提供老年人照护的劳动。此时，年轻人的劳动时间通过养老公寓的辅助系统传送到"时间银行"，待该年轻人老年时期需要照护服务时，可以向"时间银行"提取他年轻时所储蓄的义务照护时间。当用户向"时间银行"提取照护时间时，"时间银行"则通过照护机构或者其他平台向该用户提供照护服务。

在瑞士，"时间银行"由联邦社会保险部运营，"时间银行"能够将年轻人照顾老年人的时间储蓄起来，等到年轻人老了、病了或者需要照护时，可以向"时间银行"提取年轻时储蓄的照护时间，通过照护机构和照护人员按照一定的照护规则和定制的服务时长来照护自己。"时间银行"的年轻用户申请个人账户，注册登记相关信息，开户行对申请者的健康状况、沟通能力等进行审核并给予用户开户，并且接收来自各种老年公寓、养老机构、长期照护中心等的照护时长信息，将用户的服务时长记录在个人账户里。等到用户需要照护服务时，"时间银行"就通过照护机构或者照护服务志愿者兑现给服务提取用户。瑞士"时间银行"的发展已经比较成熟，这一方面减少了国家养老的开支，另一方面还完善了养老服务体系，实现了社会和谐和互帮互助。瑞士民众对"时间银行"支持度高，但随着老龄化持续加速，"时间银行"在服务兑现和可持续性上也面临挑战，这有待于进一步解决。

当前，全球正在面临老龄化带来的照护需求扩大的挑战，中国作为人口大国以及快速老龄化的国家之一，所面临的挑战极其严峻。英国等国家提出并推动的"整合照护"理念对中国老年人照料服务具有重要参考价值，构建整合的养老服务体系对中国养老产业和养老事业的发展具有战略意义。欧盟国家的"时间银行"实践为中国老年人长期照护问题提供了借鉴。我国目前对"时间银行"的建设还不够，尽管上海、广州、重庆、南京、洛阳、包头和温州等地陆续展开了"时间银行"或者类似"时间银行"做法的各类互助主体的建设，但是完善的"时间银行"数量还很少，储户量也很有限，知名度还不够高。除了平安保险推出了首家"电子时间银行"外，互联网+时间银行的发展模式还需要积极探索。可以参考德国和瑞士的经验，结合我国各地的实际情况，大力发展"时间银行"，促进照护时间的代际转移和龄际转移，解决老龄照护劳动力紧缺的问题。

（三）日本特色模式参考：公私合作与科技应用

日本的特色经验主要是利用科技创新，缓解要素价格扭曲，通过吸引民间力量，利用保险机制与市场机制，促进"公共服务"与"市场服务"实现融合。加强科技在养老领域的应用，一方面解决照护人员供给不足的问题，另一方面缓解公共服务的低报酬过低和市场服务价格过高之间的冲突。科技在养老领域的应用，可以提升老年人独立生活的能力，降低照护人员的劳动强度，提升照护的效率，应对人口结构转变和老龄化带来的护理人员供给不足的问题。如果仅仅由市场供求关系来实现养老的照护，在资源和护理人员非常有限的条件下，价格会急速上升并且市场将长期处于高价格水平。日本支持现代科技在养老领域的应用，从一定程度上解决了上述问题。引入社会资本和社会力量，将"公共服务"与"市场服务"相结合，有效促进企业和服务需求方形成自由协议，在政策的支持下，可以降低服务购买者的成本，对企业进行创新补贴，提高企业积极性，增强国家的创新能力，从而提升创新驱动效率。

根据日本政府 2010 年提出的"促进开发护理仪器（福利用具）"文件的要求，为了研发出安全性高的生活支持实用型机器人，日本厚生劳动省与经济产业省当年联合举办了"护理机器人开发普及支援项目研讨会"，讨论了实用化标准等基础问题。此后，厚生劳动省与经济产业省将护理机器人开发项目作为重点项目长期支持，重点支持活动辅助型穿戴设备、辅助活动支撑设备、认知保护型设备等，并且联合促进护理机器人的应用转化。利用信息交流技术（Information and Communication Technology，ICT）解决超老龄化社会所引发的问题是日本总务省应对老龄化的重要决策。2013 年 5 月，日本总务省发布《ICT 超老龄化社会构想会议报告书——"智慧白金社会"的实现》报告，实施"ICT 超老龄化社会推进事业"，确定了推进民间企业、研发机构和护理现场合作，共同实现移动乘用支持（穿戴和非穿戴）、如厕支持、认知患者守护等重要领域的信息交换技术的研发和应用。

近年来，日本开启了系统性的科技应用转化。主要的科技应用包括辅助设备、住宅智能化和生活环境无障碍化改造等。设备方面，无线传感器是一个典型应用，它可安置在老年人胸口，用于监测佩戴者心率、体温、血压和运动等情况。将数据上传至手机和健康档案系统中，动态监测老年心脏状况，以便医生采取相应措施。起卧行走设备也备受关注，日本研发出帮助慢性病康复和机能保持的床垫产品，智能床垫可以让老年人免于起卧困难，本田汽车公司研发出助力行走装置。在住宅智能化和生活环境无障碍化改造方面，日本致力于实现家庭医疗设计，在建筑设计上考虑安全、健康、舒适、便利和辅助功能实现等，如对马桶根据人体工程学原理进行适应性改造。日本还推进城市医疗设施与人口配套、生活环境与老年人需求配套等，发展共享设施。在医院和养老院（如松下电器的"香里园"）改造中，注重医院建筑、设施与社会经济状况相适应，让老年人在医院和养老院像在家一样便捷延续生活环境，减少老年人的活动困难，提高老年人生活安全性。

　　日本的实践经验对中国的启示主要包括养老服务和医疗服务供给模式、政府与企业合作模式以及是否将企业作为养老医疗服务供给主体的政策和制度供给等方面。当前，中国养老和医疗服务正在从政府供给向多方合作供给转型，日本的养老服务供给模式对中国养老服务供给实践和医疗养老体制改革具有一定的借鉴意义。另外，日本大力扶持科技在养老服务领域的应用，并且鼓励人工智能、机器人等技术在养老服务领域进行推广，这不仅缓解了日本养老服务需求和供给之间的矛盾，还为日本提供了新的经济增长点。这对中国的启示非常重要。由于中国人口数量庞大，存在规模经济，技术应用在中国推进的优势非常明显，因此，当中国将人工智能、智慧机器人、物联网等技术应用于养老和医疗服务领域后，其规模效应有望得到显著放大。

第二节　对策建议

一、夯实基本医疗保障体系，提高基层公共卫生服务能力

（一）完善基层公共卫生设施建设

补齐基层公共医疗保健所需的基础设施短板，包括建设基层诊所、卫生室，适当增加基层公共卫生用地和人均医疗机构床位，购置能够满足常见慢性病检查和治疗的设备，改善基层医疗卫生网点

的交通条件和卫生条件等。完善社区卫生站点功能，促进家庭医生、老年健康科普人员、服务咨询人员与老年人之间的交流。加强农村卫生室和乡村医院的建设，加快远程医疗设备购置和远程诊疗网络系统平台的搭建，完善乡村网络，更新乡村医院和卫生室医疗设备，提高乡村医疗机构预防和治疗老年疾病尤其是非传染性慢性疾病的能力。加强远郊、城乡结合部的医院机构建设，强化基层医疗机构在分级诊疗中的重要地位，确保基本常见疾病能够使用基层医疗机构设备或者在远程诊疗协助下完成治疗。在基层工人聚集区或者随迁老人聚集区建设便于较低文化水平老年人使用的简化医疗设施，为老年人的自我健康管理提供便利，加快医疗设施和设备下沉的速度。

（二）加强医疗卫生人员队伍建设

通过劳动力市场机制、社会舆论引导机制和医疗卫生教育系统提高医疗卫生人才培养的数量和质量。增加卫校、专业护理职业院校、普通高等院校老年疾病预防和治疗相关的专业招生数量，采取对口就业和定制化培养等方案优化医疗卫生人才培养体系，提高医疗卫生人才的就业质量，合理增加医护人员的收入，引导更多的年轻人向专业的医疗卫生服务领域流动。着力培养全科医生、非传染慢性疾病专业医生、医疗器械研制人才和现代智能化医疗设备高端智造人才，大力改善医疗卫生从业人员的工作条件和生活环境质量，使医疗卫生事业成为年轻人向往的领域。进一步促进全科医生与家庭签订服务协议，贯彻落实精细化健康管理，提高老年人的人力资本。大力扶持高校、科研院所和医疗机构培养高知识含量、具有老年健康经营和管理能力的硕士和博士人才队伍，提高医疗知识和信息的利用效率，缓解医疗服务价格上升过快的趋势。通过设置合理的人员流动机制和改革编制制度，强化医疗卫生绩效管理，促进医疗卫生服务人才的纵向和横向流动，进一步引导医疗人员柔性下沉，提高分级诊疗所需的灵活的人员流动性。

（三）保障对基层和弱势老年群体的医疗卫生投入

完善基本公共卫生投入保障体系，将医疗卫生体制改革的重点适当向生活在欠发达地区和处于较低社会经济地位的老年人倾斜。在坚持公益性的基础上，探索建立健全责任明确、分担合理、多层次有序组合的健康保障体系，切实减轻老年群体的医疗保健费用负担。针对丧偶老人、失独老人、农村老年人、随迁老人、超高龄老人等特殊群体，需要密切关注他们的医疗保健需求，设置专门的资金为他们提供更有效的身体健康服务和精神慰藉服务。将老年人按照多重困难程度进行分类，针对存在单维健康需求的老年人提供专业医疗服务和单项保障金，针对存在多维健康需求的老年人提供组合式的综合医疗卫生服务和综合保障金。发挥基本医疗保险的功能，保障和巩固全民医保制度的基础地位，发挥医疗保险的主动性和保护性作用，在完善基本医疗保险制度的同时发展商业医疗保险作为补充保障，进一步平滑弱势老年人群体的健康风险冲击。

（四）通过公益性健康咨询服务等提高老年人健康维护意识和能力

在提高基本公共卫生系统服务力的基础上，强化和提高老年人自我健康管理的意识和能力。通过公益性老年健康知识普及活动、公益性老年健康广告和公益性老年健康管理培训等，提高老年人尤其是低社会经济地位的老年人的自我健康管理意识和能力。逐渐转变基层计划生育机构的角色，改造计划生育服务站点为老年人健康服务咨询中心，调整卫生与健康委员会基层人员的绩效考评体系，促进计划生育服务人员角色向老年人健康管理咨询服务转型。全面推进家庭医生签约计划，建立社区医疗卫生咨询中心，建设老年健康咨询服务平台。强调中医药在老年非传染性慢性疾病防治中的重要地位和作用。加强癌症、冠心病、白内障、骨质疏松症、老年痴呆症、风湿病、心脑血管疾病和糖尿病等疾病的预防和治疗方面的健康知识科普，强化健康教育在健康管理中的重要功能。

（五）提高基本医疗服务质量

提高基层医疗卫生系统的服务质量，完善基本医疗卫生服务功能，推进整合型医疗卫生服务体系的构建。深入理解卫生服务系统的初级健康服务、次级健康服务和三级健康服务的内涵，以整合的思维来协同卫健、民政、发改、财政、医保、药监、人社、商务、老龄和残联等部门的行动，打破部门利益博弈和条块分割局面，建立多点嵌入式的整合型医疗卫生服务体系。在壮大基层人员队伍、增加基层医疗卫生机构人均床位和保障基层医疗投入的基础上，提高基层医疗卫生服务的质量。做到让大多数慢性病和老年病能在卫生网点得到基本治疗，通过降低护理门槛使医疗部门负担减轻并提高服务效率和服务质量。在医疗卫生服务消费升级的背景下，注重医疗卫生系统的结构优化，注重基层医疗卫生系统的资源填充。

二、构建新型养老保障体系，着力解决低收入群体养老问题

（一）充分发挥公立养老机构的兜底作用

巩固和发展公立机构和公益性机构在养老保障体系中的社会稳定器和社会安全网作用。扩大公立养老机构和公益性养老机构的覆盖面，争取辐射到各农村地区和欠发达地区。充分关注城乡差异和性别差异，鼓励公立机构和公益性养老组织推进考虑老年人异质性的精准养老，如对流动人口提供符合需要的养老服务等。加强公众对公立养老机构和公益性养老组织的监督，利用互联网新媒体等多种途径，实现公众和监管部门对公立机构和公益性养老组织的关注和帮助，保障公立机构和公益性机构养老服务的质量。将基本养老保险比例维持在财政、用人单位和个人缴纳能力范围内，同时鼓励个人使用商业保险作为基本养老保险的补充。

（二）鼓励家庭和社区结合满足养老基本需求

充分考虑"家"、"养儿防老"和"天伦之乐"等中国传统文化观念的重要影响，适当扩展"家"的概念，将家庭和社区养

老连接起来。不仅仅考虑将多数老年人集中起来养老，还要促进老年人与家人团聚和社会化照护相结合。认识到机构养老的作用应该是对家庭养老和社区养老的补充，但不可能是全部替代。合理设置机构养老、社区养老和家庭养老的比例，明确不同主体的分工，构建三者之间的耦合机制。对社区和家庭环境进行适老化无障碍改造，为居家照护和社区照护提供便利。针对丧偶老人、失独老人、流浪老人等特殊群体，当公立机构和公益性养老组织无法满足他们的部分重要需求时，设置激励机制鼓励社区和家庭提供相关养老服务。发挥社区日间照护和短期照护的重要功能，对家庭照护进行大有裨益的补充，提高家庭劳动力的生产效率，提高社区养老组织的存活能力和存在价值，实现社区养老和家庭养老的良性互动。

（三）发展可持续的长期照护体系

针对失能和半失能老年人，在协调家庭、社区卫生医疗机构和私人机构合作关系的基础上，构建长期持续性的照护体系。在可持续的长期照护体系的构建中，要加强健康养老教育的资源投入，培育长期照护人员，壮大长期照护人才队伍；要加大长期照护场所和基础设施建设力度，不仅要调动现有的机构、社区资源扩充适用于长期照护的场所和设施，还要充分利用家庭资源；同时要建立可持续的长期照护险，增强长期照护基金的稳健收益能力，拓宽长期照护基金的筹资渠道，保障照护设备和照护人员的充足性，实现照护兑现；强化现代科技在长期照护中的应用，提高照护效率，应对照护人员短缺的风险，增强长期照护的可持续性。鼓励成立老年互助协会、志愿者协会等社会组织，形成低龄老人照护高龄老人、有能力老人照护失能和半失能老人的良性机制。出台政策减轻家庭照护负担，针对丧偶老人、失独老人等特殊群体，提供情感支持和精神慰藉，推行幸福课程的普及，让中老年人提前形成健康的生活习惯和幸福人生价值观念。

（四）提供可持续的养老资金保障

提高宏观的养老经济保障能力，完善中央调剂金制度，制定合理的激励上交调剂金的制度，加强中央调剂金拨付后的利用监督，平滑人口结构变化和人口流动带来的养老金差距。坚持将财政预算支出用于城镇公共养老服务设施建设、公立机构建设、农村养老活动场所及设施建设和各类设施的适老化改造，适当将预算支出用于养老服务补贴、政府购买养老服务、私立养老机构建设补贴、设备购置补贴和设施场所改造补贴以及与养老服务部门人员的工资等。强化财政预算支出作为基础的公共卫生和养老服务支出的保底作用，充分发挥预算支出作为引导社会资本进入养老服务体系的作用。在不大幅增加企业负担的基础上提高养老金缴纳费率，适度增加财政补贴，在保证国有企业绩效的同时适当划转国有资本充实养老基金，提高养老基金管理能力；在合理的框架下实施延迟退休制度，降低养老金支付系数。突破开源和节流的双重制约，寻找新的解决养老资金缺口的办法。保障连续的、全方位的养老服务供给，有效地获取来自不同渠道的可持续的资金以覆盖设施建设、人员聘用和运营成本的需求。可整合的养老服务体系的主要资金来源包括财政预算、家庭及个人养老支出、养老保险、医疗保险、长期照护保险、社会资本和慈善捐赠等。促进治疗保险和康养保险重点覆盖老年人，扩大保险对低收入群体的覆盖范围，实现健康机会公平。

三、发展老龄健康产业，促进医疗和养老的深度融合

（一）培育民营医疗机构和养老机构

有序放开医疗和养老产业发展的制度约束，在有条件的情况下鼓励民间资本向医疗和养老领域流动，鼓励成立民营医院，集中社会力量实现社会办医，支持民营养老机构的发展，优化养老产业结构。完善医疗和养老市场机制，形成中国特色社会主义医疗和养老市场体系。制定有效政策和措施使健康产业主体对公立医院和公立养老机构形成有效补充，从而普遍提高医疗服务体系

和养老服务体系的效率，抑制医疗和养老费用的过快上涨。加强民营医疗机构和养老机构的药物设备流通和使用过程的监管，建立完整的可追溯体系，保障民营医疗服务和养老服务的安全性和质量。重点发展老龄医养产业，充分体现情感慰藉和人文关怀，提高认知健康水平，坚持以人为中心，防止"物化"照护，避免医疗市场和养老市场中的道德风险。促进健康和养老领域新业态的形成，发展老龄产业，充分把握老龄化带来的机遇，应对老龄化带来的挑战。

（二）向医疗和养老体系导入互联网思维

利用互联网、大数据、云计算等现代科学技术，改造现有医疗系统和养老系统，实现不同医疗服务主体和养老服务主体之间的互联互通和数据共享。构建整合型居民健康信息动态监测系统，基于科学精算技术对老龄化趋势、老龄人口动态、失能状况、照护需求等进行监测和预测，并提供安全权威的主体信息查询等服务。构建全国统一的信用信息管理平台和统一支付结算平台，运用追踪技术等避免医疗养老服务中的人为风险，保障医养服务系统的安全性和便捷性。

（三）加快现代器械设备的规模化应用

加强现代技术在整合医疗服务体系和养老服务体系过程中的应用。加快现代机设备和器械的研发和推广，对现有医疗服务系统和养老服务系统进行更新换代，实现技术扩散降低技术应用成本，将先进技术用于老龄生活环境、公共空间等场所改造上，加强养老服务体系的现代化和智能化。通过加强现代设备和器械的应用规模，增加医疗服务的供给量，提高医疗服务的可及性，降低医疗服务的单位成本。促进形成智慧医疗、智慧养老、医疗养老物联网技术集成系统的普及。使用"智能+"、"互联网+"等现代方案逐渐改善和替换传统家庭健康解决方案、社区保健解决方案和机构健康管理解决方案，充分发挥技术应用的规模效应。

（四）构建完善的健康与养老金融支持系统

利用健康金融与养老金融的发展促进社会资本成为医疗健康产业与老龄产业发展的主要力量。引导创投基金向健康创业项目和养老创业项目流动，通过互联网金融、大数据金融和众筹等新型投融资模式打通健康养老项目的投融资渠道，促进健康产业和养老产业逐渐繁荣，实现健康管理社会化。加强专业化金融监管体系的建设，防止投融资热潮带来的金融风险，避免对金融资本的低效利用。大力发展健康保险业，强化保险在医疗产品和服务以及养老产品和服务交易中的支付作用，鼓励保险公司设计多元化险种，实行专业化运作，开发如"互相保""抗癌公社"等这样的新型保险。加强对保险业的规范化监管，发挥商业保险对基本健康保险的补充功能。提升大病保险基金和补充性保险基金的运营管理能力，引入第三方专业机构对部分公共医疗养老基金进行管理，推进完善公私合作模式，在保证公共基金安全的情况下实现稳健收益。拓宽商业保险和社会资本进入健康养老服务市场的渠道。对于商业保险，优先针对发达地区进行试点，加强对商业养老保险的监管，鼓励设置"通货膨胀保护"和"不丧失保单价值"等保障性协议条款。广泛发动社会力量以股本、公私合作等模式进入健康养老服务市场，推进形成健康养老服务多元参与的局面。在此基础上，构建合理的健康养老服务成本共担机制，将养老资金补偿手段和养老服务保障手段融为一体，形成以社会保险为主，商业、慈善、救助和补贴为补充的健康养老保险支撑体系。

（五）促进多元化医疗和养老市场主体发展

在切实把握老年人健康需求特征的前提下，分类别、多层次、广覆盖、有针对性地构建健康养老产业和事业体系。促进主体多元化，内容丰富化，主体和内容之间相互有序衔接，使主体提供的服务内容有效涵盖 3M（Money-Medical-Mental care）和"五有"（"老有所养、老有所依、老有所乐、老有所安和老有所学"）。建立多元化的养老服务主体。在公立养老机构提供兜底服务的基础上，鼓励建设公助民营和民办民营养老机构以提供多样化的服务产品。建设基层和农村养老机构，在县级行政区域建设以养老为重点的综合性福利机构和养老院。切实将医疗服务和养老服务进行有机结合，制定好两者的准入标准。加大力度培育和打造一批品牌化、连锁化、规模化的龙头社会组织、机构和企业，使社会力量成为提供居家养老服务和社区养老服务的主流。将教学医疗资源和非教学医疗资源整合起来，充分利用现有的县、乡镇计划生育服务机构，开展中老年人健康教育、健康咨询和健康体检服务活动。根据老年群体的各特征，如年龄、身体状况、需求层次、支付能力、家庭结构和不同偏好类型等进行养老服务供给。服务主体可针对不同的养老服务内容设计个性化供给方案，如利用"互联网+"等方式整合照护者的时间，实现"无间断"时段组合式照护方案的供给等。实现长期照护、医疗卫生和社会福利的无缝对接。支持第三方运营机构嵌入社区养老和居家养老中形成养老服务综合平台。导入共享的社会经济思维，促进资源有效配置。根据传统文化观念，以被照护者为中心，通过众包等方式满足照护的连续性需求，保证日常照护和精神关怀齐头并进。

四、改革健康不平等诱致制度，为"健康中国"战略提供保障

（一）完善分级诊疗等医疗服务制度

加强对分级诊疗制度实施过程中出现的问题和障碍的研究，进一步完善分级诊疗制度，缓解大医院诊疗服务压力，提升基层医院的诊疗质量和效率。通过名医评价活动，突出全科医生的作用，以地区为中心打造地域性名医，尤其是重点宣传全科名医，提高民众对全科医生的信任度。成立地方性专家联盟，分为不同科室和病种的专家联盟，广泛宣传专家的影响力，提高基层医院医生的影响力。规范化管理基层医院，使用医联体、医共体、专家联盟和远程医疗框架，完善"双向转诊"机制，提高基层医院的医疗卫生服务能力和质量。加强基层医院的硬件建设，改善基层医院的卫生条件和医生工作生活环境，提高基层医患体验满意度。在公立医院为

主的基础上，打造基层连锁医院品牌，防止公立大医院通过医联体进行变相扩张。更新病历管理系统，建立基层医院、县医院和市医院之间的病历互通机制，方便患者从基层医院向上级医院转诊，方便多级医院对疾病进行连续有效的治疗。将更多非传染性慢性疾病用药纳入医疗保险报销目录，通过价格机制和保险市场有效调节患者选择行为，充分发挥分级诊疗的价格调节作用。加大基层医院医疗机构的报销力度，适当放开常见病处方药，建立药店、医院和医生之间的联系，试点推广在线处方和电子处方，形成医药分置与合作的机制。对医院所丧失的药品利润，通过提高诊疗量和医生服务费用进行弥补。加快远程医疗建设进程，针对农村和偏远地区积极采用远程治疗的方式。采用"基础+灵活"结构的保险报销比例，对不同病种和医疗保险类型设置具有平等性平滑的报销比例，设置动态比例公式，发挥社会保险的效率和公平性。

（二）理顺医疗与养老整合服务的政策框架

清晰界定养老服务中政府和市场的关系和角色。政府侧重向失能、失智、空巢、留守、失独和高龄老年人等提供基本的、兜底的养老服务保障。除此之外，应放开养老服务市场，发展营利性养老机构，给予土地政策、税收优惠和财政政策支持；允许并鼓励医生多点执业、允许医生成立私人医院，使医护人员在承担基本医疗服务任务的基础上有渠道从事医养结合工作，促进医疗资源向基层下沉。市场的角色主要是提供多元化、可供选择的补充性养老服务。增强政策信息在纵向和横向上的流动性，保证政策的前瞻性、系统性、规范性、连续性和可操作性。防止政策"头痛医头，脚痛医脚"和"理论与实践脱节"等问题。一是加强制度政策的需求调研。实行多部门联合派专家、学者深入农村、社区、民营机构、基层卫生部门和养老部门以及具有代表性的家庭进行养老服务的供需痛点调查，在深入了解养老服务需求趋势的基础上，把握各养老服务主体的政策诉求，提出针对性强的扶持政策和指导意见。二是形成上下互通的信息流动机制。注重从下到上的政策制定方法，居家养老和社区养老的基础地位应得到充分体现，保证基本公共医疗和基本养老服务的协调性。三是集成跨部门的整合型政策。多部门联合形成完善的土地、财税、建设和人员等方面的整合型政策，实现政策之间激励相容。

（三）构建系统的健康老龄化政策体系

构建整合的养老服务体系涉及横向整合、纵向整合和横向纵向同时整合，横向整合涉及部门间、机构间、个人之间的相互关系，纵向整合包括上下级部门、机构和部门内上下级间的相互关系，横向纵向同时整合涉及上述关系的各种交叉情形。整合过程需要完善的政策、制度和法律法规对所涉及的活动与关系进行激励、约束和监管。这些制度保障主要有顶层设计、协调政策和制度、法律保障和监管执行等。

顶层设计主要包含完整的关于整合的健康服务体系和养老服务体系发展的指导思想、基本原则、发展目标、发展路径、监督管理等方面的内容。作为纲领性和方针性文件的顶层设计主要侧重科学合理性、全面性、可行性、前瞻性和连续性，如《"健康中国2030"规划纲要》《国家老龄事业发展和养老体系建设规划》《全国医疗卫生服务体系规划纲要》等。文件中对主要的发展整合方向以及关键任务进行阐述，为养老事业和老龄健康产业发展提供重要参考。

协调政策和制度较顶层设计文本更细化更具有操作参考意义，对不同部门和主体的行为给予激励和引导。《关于促进"互联网+医疗健康"发展的指导意见》《关于推进"健康中国2030"规划纲要落实的建议》等均属于协调政策和制度。

整合型养老服务体系中的法律保障是指可经过一部或者多部法律组合形成的关于养老服务所涉及的部门、机构、企业、家庭和个人以及他们之间的健康养老服务关系的详细条款。这些条款是解决健康养老服务过程中发生的纠纷和矛盾的依据，同时也能实现利益相关者的权益保障和促进公平。整合型法律条款覆盖了养老服务的全流程、全周期和全群体，为整合型健康养老服务体系构建提供法律保障。

整合型健康养老服务监督管理是根据法律和政策文件构建的包

含评价标准、监督手段、监督对象、信息反馈、执法干预程序、处理结果公示等的保障机制。关键包括三个方面：一是有完善的服务评价标准，对健康养老服务体系的各环节进行评估定级；二是利用健康养老服务业信用数据库，对健康养老服务主体及其服务流程进行精准评价并公布；三是健康养老服务监督管理及其监督事项的统筹衔接。

（四）加快保护老年人权益的法律完善和设立进程

完善《老年人福利法》《长期照护保险法》《高龄者居住安全法》等，以形成完整的养老服务法律保障体系。对健康养老服务筹资过程、健康养老服务供给主体行为、健康养老服务过程标准进行规范，对健康养老服务行业进行监管。例如《长期照护保险法》应就覆盖范围、支付对象及标准、筹资模式、服务内容和照护定级、从业人员和评价体系等进行规范，制定完善的监督和检查机制，明确划分政府、单位和个人之间的成本承担责任，制定保险公司业务标准，防范长期照护保险面临的风险。

五、打好老龄健康组合拳，为世界提供健康老龄化"中国方案"

（一）推进全群体、全生命周期的健康计划

贯彻全民健康指导思想，建立完善立足人群全覆盖的老年健康服务体系，不断改善健康公平，实施全生命周期的健康老龄化方案。需要依据老年人"个体能够按照自身观念和偏好来生活和行动的相关因素"来实施健康老龄化行动，要满足包括"行动力""建立维持人际关系""满足基本需求""学习、发展和决策""贡献"等维度的需求。从"上中游干预"逐步缓解各生命周期积累的健康不平等，促进健康结果公平和健康水平的提升。从生命周期理论出发，倡导年轻人锻炼，提高"上游"生命质量，鼓励中老年人参与锻炼，促进老年人维持健康水平。创造合适的条件，促进全民健康，改善工作环境，预防职业病，以减少由职业带来的健康不平等。在老年时期，更多的是维持功能的发挥，借助外界的工

具，降低病痛对生活的影响。构建全生命周期、覆盖全群体的健康服务体系，以发挥健康对经济发展的积极作用。

（二）实施针对老年人的专项健康计划

实施困难老年人照护计划，加强对老年人照护体系的监督管理，防止老年人照护过程中出现食品安全问题和虐待老人问题等。实施老年人关怀计划，倡导老年人积极锻炼身体、与子女建立和谐的关系以及有效改善睡眠。依据老年人消费偏好和时间偏好，丰富老针对年人的健康产品和服务。实施老年人健康教育计划，通过教育实现老年人幸福人生观念转变，通过健康教育提高健康认知。实施老年人力资本投资计划，对老年劳动力资源进行充分开发和利用，让老年人对自己社会功能形成正确认知，重新规划人生，实现健康老龄化，延长寿命和提高生命质量。鼓励老年人不仅仅花时间创造经济价值，也要花时间进行健康投资，提高健康水平。实施老年人健康保险计划，解决因贫致病和因病致贫问题，鼓励老年人及子女参与多元健康保险，有效应对健康冲击带来的风险。

（三）强化乡村振兴战略中的健康老龄化目标

加快实施乡村振兴战略，提高低社会经济地位家庭的收入，减小贫困发生率，消减贫困脆弱性，增强低收入群体老年人应对健康风险的能力。调整社会政策，注重社会公平，改善影响老年人健康不平等的社会经济因子，缩小因社会经济地位差距导致的健康不平等，提高老年人口整体的健康水平。着力解决农民工健康问题，出台针对农村留守老人、农村空巢老人的倾向性政策，减轻农村女性家庭照护负担、解决农村隔代照护的问题。发展农村地区的产业，为农村青年提供就业机会，使农民工能够在当地就业，同时兼顾家庭事务。振兴乡村产业，完善农地流转政策，进一步改进"三权分置"制度和农地流转模式，提高农民财产性收入，并保持其财产性收入的可持续性。加快新型城镇化进程，切实落实好"三个1亿人"政策，加大政策的惠农、强农和富农作用，进一步完善"钱跟人走""农业直补"等特色政策，解决农村历史欠债问题。

对于农村老年人，可以从提高土地收益出发，提高其收入，促进健康和健康平等。有效利用闲置的存量土地、农村宅基地、老厂房和集体土地等资产作为养老服务体系建设的资本投入，将经过运营机构运营后获得的收益合理分配给各类产权所有者，一方面解决社会资本投资问题，另一方面解决农村养老问题。创新土地政策和社保政策，解决城乡结合部农民和城中村居民的养老问题，建立城乡居民统一的社会保障体系，提高农村老年人的基本生活保障水平。

（四）通过系统性创新驱动形成积极健康老龄化方案

要推动理念创新。革新养老服务发展理念，在制定政策引导养老服务业发展时应将理念从医疗转向护理、从治疗转向预防、从照看转向支持自理、从被动应对到主动应对。将整合的思想用于养老服务体系构建和医疗卫生改革中。鼓励主体提供多样化和个性化的养老服务组合，建立标准，规范主体行为以提高老年人照护服务质量。实行灵活有弹性的退休制度，适度发挥养老金延迟领取和增加积累的双重效应。改革现有的医疗服务体制，突破人事编制的限制，鼓励医生多点执业、支持公立医疗和民办医院与家庭、社区和养老机构之间协调合作，实现跨区域、跨主体和跨服务内容的无障碍结算支付，实现家庭、社区、机构和医院之间的医养服务自由组合。提高医生的流动性，增强医疗卫生和养老体系内部的要素流动能力，对要素价格进行修正，让医护行业和领域成为让人骄傲的工作。完善许可证制度，适度打破垄断局面，提高医疗服务和养老服务质量。适当从国有企业和国有资产中分拨一部分资产用于补充养老金缺口可能是一种解决养老资金可持续性问题的有效方案，应组织专家针对此问题充分展开讨论，制定并实行一套科学合理的国有资产养老资金充实计划。完善中国特色社会主义市场机制，提高医疗和养老领域的市场化程度，不仅需要从就业结构和人口布局方面解决养老问题，还要根据需求来确定健康养老服务和产品的供给水平。促进商业保险和社会医疗保险形成相互补充、相互制约和相互促进的系统，提高商业保险和社会医疗保险的耦合协调度。实行"时间银行"制度，创新养老服务支付方式，发展养老服务虚拟换算，实现服务的代际转移和龄际转移。鼓励年轻人参与老年人照护活动，并将其照护时间兑换成保险金或者未来照护服务，将其记入个人养老保险金账户或照护服务账户。

第七章 结论与展望

第一节 研究结论

本研究对健康不平等的概念进行了界定，认为与收入相关的健康不平等是应该避免且可以避免的，应该将健康服务向低收入群体倾斜。消减老年人健康不平等有利于"全民健康"和"健康老龄化"，是建设"健康中国"的基础性问题。在对健康不平等进行界定的基础上，研究还回答了中国老年人健康不平等状况和变化趋势是怎样的、各因素如何影响中国老年人健康不平等、如何消减中国老年人健康不平等这三大问题。

一、中国老年人健康不平等的演变特征

通过使用 QWB 对老年人健康状况进行测度，在考虑年龄的情况下分析了不同性别、地区、收入水平和受教育程度老年人健康的分布情况，测度结果如下：

（1）2002—2014 年，中国老年人健康水平整体上呈上升趋势，但也有局部地区存在阶段性波动。老年人健康水平整体从 2002 年到 2014 年呈上升趋势，除了 2008 年出现局部"塌陷"外，老年人健康水平在 2002—2005 年和 2008—2014 年两个阶段上的分布均是上升的。各地区老年人健康水平从 2002 年到 2014 年有升有降且存在明显的地区差异，以 2002 年为基础，2014 年老年人健康得分在河北省、黑龙江省、安徽省和陕西省有所下降，而在其他调查地区的变化趋势均为上升。

（2）2002—2014 年，各年低龄老年人的平均健康水平基本保

持不变，各年高龄老年人的平均健康水平有所提高，说明随着社会
经济的发展，老年人健康水平有所提升。80 岁以下老年人的平均
健康水平在调查年份中基本保持不变，80 岁及以上老年人的平均
健康水平在调查年份中呈上升趋势，说明随着医疗水平和生活质量
的提高，老年人的健康水平不断上升，这在高龄老年人群体中表现
更为明显。数据结果还显示不同年龄段的老年人健康水平得分呈现
出稳定的性别差异，同龄老年人中男性健康得分比女性健康得分更
高。

（3）老年人健康水平存在明显的区域差异和城乡差距。在同
一年龄段，人均 GDP 高、中、低的地区老年人健康得分依次显示
出高、低、高的 "U" 形曲线特征，也就是说，通常情况下，所在
地人均 GDP 处于中间组的老年人群平均健康水平是最低的。通过
对城乡老年人健康水平数据对比，发现低龄老人健康得分在 2002
年到 2008 年为城镇高于农村，而在 2011 年和 2014 到年则出现农
村高于城镇的情形；高龄老年人的健康得分在 2002 年、2008 年、
2011 年为城镇高于农村，而在 2005 年和 2014 年均为农村高于城
镇。需要说明的是，尽管出现了农村老年人更健康得分高于城镇老
年人的情形，但并不能说明农村老年人要比城镇老年人更健康。

（4）家庭收入分位低的老年人群体处于较低的健康水平。测
度结果表明，各年龄段中处于 1%~20% 收入分位老年人的健康水
平比其他收入分位老年人的健康水平低，这在低龄老年人中表现更
为明显。在低龄老年人群体中，最低收入老年人与最高收入老年人
之间的健康水平差距较大，而高龄老年人群体中，最低收入老年人
与最高收入老年人之间的健康水平差距不大，初步说明老年人中与
收入相关的健康不平等主要集中在低龄老年人中。

（5）相比受教育年限短的老年人，受到良好教育的老年人健
康水平更高。低龄老年人样本中，受教育程度不同的老年人之间的
健康水平差距明显，受教育年限在 9 年以上的群体健康得分最高、
受教育年限在 1 年以下的群体健康得分最低，受教育年限在 1~9
年的群体健康得分处于上述两类群体健康得分之间。在高龄老人样
本中，受教育年限为 1~9 年和 9 年以上的老年人群体间的健康差

距逐渐缩小，这两类老年人群体的健康水平明显高于受教育年限为1年以下的老年人的健康水平。

通过采用 WI 指数和 EI 指数对老年人之间与收入相关的健康不平等进行测度，在控制年龄段的基础上对不同性别、地区、收入水平和受教育程度子样本老年人的健康不平等程度进行了分析，有以下发现：

（1）老年人之间的确存在与收入相关的健康不平等，这在低龄老年人之间表现尤为明显；老年人健康不平等也存在较为明显的性别差异。低龄老年人健康不平等指数 WI（EI）在 2002、2005、2008、2011 和 2014 年的分布依次为 0.0971（0.0923）、0.1030（0.0980）、0.0973（0.0945）、0.0720（0.0699）和 0.0778（0.0730）；高龄老年人健康不平等指数 W（E）在 2002、2005、2008、2011 和 2014 年的分布依次为 0.0519（0.0509）、0.0315（0.0311）、−0.0064（−0.0063）、−0.0004（−0.0004）和−0.0044（−0.0044）。表明老年人之间的确存在与收入相关的健康不平等，低龄老年人之间的亲富性健康不平等更为明显。综合年龄和性别看，老年人健康不平等在性别上存在一定的差异。随着年龄增长，男性老年人比女性老年人遭遇健康不平等的程度更深，女性老年人比男性老年人面临健康不平等的概率更大。

（2）在不同区域和城乡内部，老年人健康不平等的分布情况各异。数据表明，无论人均 GDP 高低，各地区低龄老年人均存在亲富性健康不平等。相对于人均 GDP 偏高的地区，低 GDP 地区老年人出现亲富性健康不平等的概率更大。通过城乡子样本对比发现，老年人总体上存在亲富性健康不平等，在农村子样本中更明显。城镇子样本会出现有利于低收入群体的健康不平等，但农村子样本只出现了有利于富人的健康不平等。城镇老年人之间的健康不平等主要体现在严重程度上，农村老年人之间的健康不平等主要体现在发生概率上。

（3）低龄老年人的亲富性健康不平等主要分布在收入分位的两端群体中，高龄老年人的亲富性健康不平等主要分布在高收入分位的群体中。亲富人的健康不平等随着年龄增长向高收入分位移动。对于低龄老年人，亲富性健康不平等同时存在于低收入分位和高收入分位老年群体中；而对于高龄老年人，亲富性健康不平等则主要集中的高收入分位老年群体中。

（4）受教育年限对健康不平等的影响主要集中在低龄时期，随着年龄的增长，受教育程度对老年人健康不平等的作用逐渐弱化。从 2002 年到 2014 年，低龄老年人中受教育程度为 1 年以下老年人的健康不平等指数呈波动上升趋势；受教育年限为 1~9 年老年人的健康不平等指数呈波动下降趋势；受教育年限为 9 年以上老年人的健康不平等指数呈先降后升趋势。高龄老年人之间的健康不平等指数从 2002 年的全为正数变成 2005—2014 年的绝大多数为负数，这说明了受教育程度对老年人健康不平等的作用随着年龄增长逐渐弱化。

二、中国老年人健康不平等的成因分析

本研究分析了人口学特征、社会经济地位、医疗卫生状况和老年生活状况对老年人健康不平等的影响。

在人口学特征中，主要分析了性别和年龄对老年人健康不平等的影响。性别对老年人健康不平等产生影响的主要渠道有生物遗传特征、教育投资的性别差异、健康风险行为和社会分工等。中国社会经济转型过程中依然存在"男主外，女主内""男耕女织"和"重男轻女"等现象，长期以来男性作为"养家糊口"角色的观点和现实还是主流。中华人民共和国成立以来，随着"男女平等"的思想不断深入人心，女性的受教育程度和劳动参与率逐渐迅速上升，这对缩小健康的性别差异产生多重影响。实证发现，总体上女性更容易面临健康不平等，经过城乡对比发现城镇女性更容易遭遇健康不平等。这意味着城镇女性不仅仅参与劳动，还承担比男性更多的家庭劳动。年龄对老年人健康不平等的影响渠道主要有健康生命周期规律、健康风险历史经历、不同年代受教育差异、改革导致社会阶层分流等，总体上体现为"年龄效应"或者"老化效应"。在 2002—2014 年调查样本中，部分老年人尤其是部分高龄老年人经历了 20 世纪初以来的历史变革、社会经济发展和改革开放等一

系列重要节点，这对老年人的阶层分流和健康水平产生影响。实证表明，生命周期规律是导致不同年龄老年人之间的健康差异的重要因素，年龄通过不同老年人的经历强化了生命周期规律的作用，综合形成了年龄对老年人健康不平等产生影响的结果：健康不平等在低龄老年人中更为严重，在高龄老年人中，与收入相关的健康不平等逐渐减弱。

在社会经济地位因素中，主要分析了家庭人均年收入、受教育年限、收入差距、所在地区、居民类型对老年人健康不平等的影响。家庭人均年收入对老年人健康不平等产生影响的渠道主要是医疗卫生服务资源的获取、健康投资行为、健康风险暴露及应对策略等。2002—2014年期间，家庭人均年收入逐渐提高，但医疗资源和医疗服务的费用成本也在上升，导致家庭收入对老年人健康不平等的弱化作用较小，这在实证中得到了检验。受教育年限主要通过收入、社会资本、健康意识、健康投资行为、认知能力和生活方式等对老年人健康不平等产生影响。在调查样本中，老年人受教育年限为1年以下的在60%以上，以此为对照，在受教育年限为1~9年的分组中，教育对健康不平等的影响不显著，但在受教育年限为9年以上的分组中，教育对老年人健康不平等的影响显著为正，实证了教育对老年人健康不平等的非线性影响。通过理论和实证分析，本研究认为收入差距是老年人健康不平等的根本原因。所在地区和城乡因素通过人口老龄化与经济发展不匹配、医疗卫生条件差异、工作和生活环境差异、健康投资行为差异等对老年人健康不平等产生影响。中国存在医疗服务供给"倒三角"与卫生需求"正三角"的不匹配问题，人口老龄化存在"城乡倒挂"现象，部分地区面临人口结构与经济发展不相适应的挑战，这些因素进一步强化了老年人之间的亲富性健康不平等。好消息是，城镇化有利于减小老年人之间的健康不平等。

在医疗卫生状况方面，主要分析了重病能否及时就医、每万人三级医院数、去年医疗总费用、家庭付费比和是否主要由保障付费对老年人健康不平等的影响。重病及时就医是一个综合性问题，以被访者主观认知来判断医院远近、医疗条件、医疗费用、医疗服务质量等方面。通过考察重病及时就医对老年人健康不平等指数的影响，可以大致判断当前医疗可及性对老年人健康不平等指数的边际效应。实证发现，重病及时就医缩小了老年人之间的亲富性健康不平等。每万人三级医院数量从一定程度上代表了当地的医疗服务水平、质量和数量，实证表明每万人三级医院的增加有助于降低老年人之间的健康不平等。根据格罗斯曼健康产出函数，在其他条件不变的基础上增加健康投入，可获得更优良的健康结果，当大多数老年人健康投入增加时，他们间的健康差异会相应地减小。根据CLHLS数据的实证结果，家庭医疗卫生投入总费用能显著缓解老年人之间的健康不平等。由于低收入群体的健康投入产出弹性往往小于高收入群体的健康投入产出弹性，所以在面临健康和收入的权衡时，低收入群体可能会采取"拖一拖""忍一忍"等理性但无效的行为来减少医疗支出。医疗费用往往是昂贵的，此时高悬的家庭付费比对低收入老年群体具有挤出效应。实证分析认为，家庭付费比偏大会导致低收入老年群体健康处于不利地位。研究表明，不均衡的保障付费制度扩大了低收入老年群体与高收入老年群体间的健康不平等。这是因为低收入群体往往是体制外就业，他们缺少社会保障，而高收入群体则通常就职于正式部门并且有较好的福利待遇和社会保障，而主要由保障付费的群体大多数是后者。实际上，部分体制内的人员享受公费医疗，而有些农民或者农民工人员则可能需要自筹全部医疗费用，这种不均衡的保障付费制度通常会导致老年人群体间的亲富性健康不平等加剧。

在老年生活状况方面，主要分析了是否住养老院、是否有养老保险、是否自助养老、家庭照护情况和锻炼情况对老年人健康不平等的影响。住养老院有利于减小老年人之间与收入相关的健康不平等。在养老院，老年人的食宿安排更多是统一的、标准化的，老年人获得的医疗服务基本相同，这弱化了由于上述因素导致的健康差异。在调查期间，高端养老院的发展水平较低，样本所包含的住高端养老院的老年人数较少，因此大多数住养老院的样本老年人所入住的多为公益性养老院。这样一来，住养老院能够弱化老年人之间与收入相关的健康不平等的现象较容易得到合理的解释。不均衡不充分的养老保险制度扩大了低收入老人与高收入老人之间的健康不平等。实际上，低收入老年人群体拥有养老保险的可能性和标准往往没有高收入老年人群体所拥有的高。在不均衡不充分发展的情况下，养老保险制度并未能弱化老年人之间的健康不平等，反而增加了老年人之间的亲富性健康不平等。自助养老弱化了老年人之间的健康不平等程度。通过自我劳动，老年人身体机能"用进废退"的效应得到发挥，使得通过自助养老的老年人之间身体健康差距相对较小，于是弱化了他们之间的健康不平等程度。实证表明，老龄并不意味着依赖，老年人并不全是他们自己口中说的"老了不中用"，所以"有用"可能使得自立自理的老年人的健康尤其是心理健康处于较高水平，这有利于弱化亲富性健康不平等。老年人所接受的家庭照护差异会导致他们的健康差异和健康不平等。调查期间正值中国社会经济快速转型阶段，大量劳动力从农村流向城市，从中西部流向东部沿海地区，形成了"民工潮"，出现了大量的"留守老人"和"空巢老人"，这类老人不仅仅面临着家庭收入较低的困境，而且在病重时缺少子女等亲属的照护，导致他们处于健康劣势地位。通过对比发现，低收入家庭老年人通常比高收入家庭老年人接受更少的家庭照护，这使家庭照护带来的与收入相关的健康不平等程度更加明显。从健康风险行为看，低收入群体的单位时间带来的经济效用往往大于相应的健康效用，因此低收入群体通常会通过加班、削减闲暇时间来获得经济效用，甚至尽管到了退休年龄，他们依然从事着额外的劳动，如多数中国的农民群体并不存在"退休"这一说法。实证表明，老年时期的锻炼拉开了老年人之间的健康差距，以往锻炼可能抑制老年人之间与收入相关的健康不平等。

三、中国老年人健康不平等的消减策略

根据医疗价格管制、保险计划预先支付系统、医疗服务利用和医院投资审查制度、再分配与风险均摊原理以及老年人整合照护框架等干预原理，参考借鉴美国保险救助与健康管理经验、欧盟国家整合照护与时间银行实践以及日本公私合作与科技应用模式等带来

的经验启示，研究提出以下消减中国老年人健康不平等的策略：

第一，要夯实基本医疗保障体系，提高基层公共卫生服务能力。一是完善基层公共卫生设施建设，包括增加建设基层诊所、卫生室及其床位，购置基层医疗设备，改善医疗卫生条件，推进远程医疗，促进基层就医、康复和向下转诊；二是加强医疗卫生人员队伍建设，包括使用劳动力市场机制合理增加医护人员的收入，引导更多的年轻人向专业的医疗卫生服务领域流动，提高医疗知识和信息的利用效率，设置合理的人员流动机制和改革编制制度；三是保障对基层和弱势老年人群体的医疗卫生投入，包括完善基本公共卫生投入保障体系，探索建立健全责任明确、分担合理、多层次有序组合的健康保障体系，发挥基本医疗保险的功能，保障和巩固全民医保制度的基础地位，发挥医疗保险主动性和保护性作用；四是通过公益性健康咨询服务等提高老年人健康维护的意识和能力，包括公益性老年健康知识普及、公益性老年健康广告和公益性老年健康管理培训，改造计划生育服务站点使之成为老年人健康服务咨询中心，全面推进家庭医生签约计划；五是提高基本医疗服务质量，包括推进整合型医疗卫生服务体系的构建，建立多点嵌入式的整合型医疗卫生服务体系，降低护理门槛减轻医疗部门负担，注重医疗卫生系统的结构优化。

第二，要构建新型养老保障体系，着力解决低收入群体养老问题。一是充分发挥公立养老机构的兜底作用，包括扩大公立养老机构和公益性养老机构的覆盖面，鼓励公立机构和公益性养老组织推进考虑老年人异质性的精准养老，加强公众对公立机构和公益性养老组织的监督；二是鼓励家庭和社区结合，满足养老基本需求，包括合理设置机构养老、社区养老和家庭养老的比例，对社区和家庭环境进行适老化无障碍改造，设置激励机制鼓励社区和家庭提供相关养老服务和促进实现社区和家庭的良性互动；三是发展可持续的长期照护体系，包括加强健康养老教育的资源投入、培育长期照护人员、壮大长期照料人才队伍，加大长期照护场所和基础设施建设力度，建立可持续的长期照护险，出台政策减轻家庭照护负担；四是提供稳定的养老资金保障，包括完善中央调剂金制度，强化财政预算支出作为基础公共卫生和养老服务支出的保底作用。

第三，要发展老龄健康产业，促进医疗和养老的深度融合。一是培育民营医疗机构和养老机构，包括有序放开医疗产业和养老产业发展的制度约束，鼓励民间资本向医疗和养老领域流动，完善医疗市场和养老市场的运行机制，加强民营医疗、养老机构的药物设备流通、使用监管；二是向医疗体系和养老体系导入互联网思维，包括利用互联网、大数据、云计算等现代科学技术，改造现有医疗系统和养老系统，构建整合型居民健康信息动态监测系统，构建全国统一的信用信息管理平台和统一支付结算平台；三是加快现代器械设备的规模化应用，包括加快现代机设备和器械的研发和推广，扩大现代设备和器械的应用规模，促进形成智慧医疗、智慧养老、医疗养老物联网技术集成系统的普及；四是构建完善健康与养老的金融支持系统，包括引导创投基金向健康创业项目和养老创业项目流动，加强专业化金融监管体系的建设，提升大病保险基金和补充性保险基金的运营管理能力，拓宽商业保险和社会资本进入养老服务市场的渠道；五是促进多元化医疗和养老市场主体发展，包括建立多元化的养老服务主体，加大力度培育和打造一批品牌化、连锁化和规模化的龙头社会组织、机构和企业，将教学医疗资源和非教学医疗资源整合起来，导入共享的社会经济思维，促进基本公共卫生系统与养老服务系统的耦合协调。

第四，要改革健康不平等诱致制度，为"健康中国"战略提供保障。一是完善分级诊疗等医疗服务制度，包括成立地方性专家联盟，更新病历管理系统，建立基层医院、县医院和市医院之间的病历互通机制，加大基层医院和医疗机构的报销力度，加快远程医疗建设进程；二是理顺医疗与养老整合服务的政策框架，包括允许并鼓励医生多点执业、允许医生成立私人医院，增强政策信息在纵向和横向上的整合，多部门联合形成完善的土地、财税、建设、人员等方面的整合型政策；三是构建系统的健康老龄化政策体系，包括整合过程需要完善的政策、制度和法律法规；四是加快保护老年人权益的法律设立和完善进程，相关法规包括但不限于《老年人福利法》《长期照护保险法》《高龄者居住安全法》等。

第五，要打好老龄健康组合拳，为世界提供健康老龄化"中国方案"。一是推进全群体、全生命周期的健康计划，包括用"上中游干预"逐步解决各生命周期积累的健康不平等问题，倡导年轻人锻炼，提高"上游"生命质量，鼓励中老年人参与锻炼，实施维持健康水平的行动；二是实施针对老年人的专项健康计划，包括实施困难老年人照护计划，实施老年人力资本投资计划，实施老年人健康保险计划；三是强化乡村振兴战略中的健康老龄化目标，包括发展农村地区的产业，为农村青年提供就业机会，加快新型城镇化进程，有效利用闲置的存量土地、农村宅基地、老厂房和集体土地等资产作为养老服务体系建设的投资，加强城乡劳动制度的统筹协调，建立城乡居民统一的社会保障体系；四是通过系统性创新驱动形成积极健康老龄化方案，包括鼓励主体提供多样化和个性化的养老服务组合，改革现有的医疗服务体制，突破人事编制的限制，提高医生的流动性，创新养老服务支付形式，发展"时间银行"促进照护服务的代际转移和龄际转移。

第二节　研究展望

一、本研究的不足之处

鉴于研究的系统性要求，本研究尽可能全面地囊括了老年人健康不平等问题的选题时代背景、解决老年人健康不平等问题的重要性和紧迫性、健康和健康不平等理论界定和测度工具、中国老年人健康不平等现状与演变特征、老年人健康不平等的形成机理、老年人健康不平等影响因素的实证分析和消减老年人健康不平等的对策建议等部分。但同时，受限于笔者能力、时间和健康经济学理论发展现状等诸多因素，本研究并未能将中国老年人健康不平等问题进行十分完善和细致的分析，留下诸多遗憾和待完善之处，这也将成为笔者对该议题持续研究的动力。在此，笔者恳请广大学界同仁对本研究的不足之处加以批评指正，并期待广大同仁对这些不足之处提出建设性意见，为相关议题的后续研究提供参考。据笔者所悉，本研究至少尚存在下列不足之处：

1. 在分析中国老年人健康不平等形成机理和检验中国老年人健康不平等的假设时，笔者对多种因素进行了综合分析，尚未进行单一因素的详细分析。主要的原因有 3 个：第一，健康不平等的影响因素非常复杂，在影响模型中，多个影响因素之间存在相互加强或者相互干扰，要对这种关系进行详细分析需要各自展开，这在既有研究中已经存在了大量的成果，系统性研究更适于用综合的视角进行分析；第二，如果对单因素的影响进行深入分析，则会涉及很多个假设，这种情况下实证难以满足这些假设，会导致模型的解释力下降，因此分析单因素对健康不平等的影响更适合在单一性研究中进行；第三，部分影响老年人健康不平等的因素与老年人健康差异之间存在双向因果的问题，如果按照单因素影响效应进行分析，则很大程度上无法辨析因果的方向，采用综合分析则只需要考虑各因素的总边际影响，因此具有一定的优势。

2. 在对老年人健康不平等进行测度和对健康不平等影响因素进行分解时，本研究从宏观上观测和分解了老年人健康不平等的集中指数（WI 指数和 EI 指数），但尚未针对个人测算出相对健康剥夺程度。这是因为，一般情况下健康不平等和收入差不平等一样，描述的是在一个群体样本中，总体上存在分布不均的分配结果，而针对个体，不平等说法暂存争议。心理学对不平等问题进行分析的时候，开发了针对个人的不平等描述指标即相对剥夺指数。尽管这种方法在收入不平等领域逐渐被引入，但是在解释问题上说服力尚不足，并且技术手段有待完善。因此，本研究尚未使用这个指标对老年人个体的健康不平等程度进行测度，这种情形属于无奈之举，有待在后续研究中继续跟进该指标的应用。

3. 对于影响老年人健康不平等的因素，本研究考虑了人口学特征、社会经济地位、医疗卫生状况和老年生活状况 4 个维度，未能穷举其他维度的影响因素，如环境因素等。主要的原因是，本研究使用的微观数据在各地区分布信息上仅精准到省级，并且调查年限只有 5 年，如果将环境等更多维度的因素考虑进模型中，则会导致个体的异质性受到影响，减弱健康不平等影响因素模型的解释能力。由于老年人健康不平等问题的出发点和落脚点是对医疗和养老体系进行分析，旨在提出相关建议对医疗服务体系和养老服务体系加以改革。所以本研究在考虑人口学特征和社会经济地位维度因素的基础上，考察了医疗卫生状况和老年生活状况对老年人健康不平等的影响，而将环境等维度的因素纳入到随机干扰项中暂不予考察。

二、有待进一步研究的问题

针对本研究的不足之处提出相关议题有待研究的方向。关于中国老年人健康不平等问题值得进一步探索的问题很丰富，无论是从宏观还是从微观来讲，均有巨大的研究空间。笔者在此将部分值得研究的问题列举出来，以期达到抛砖引玉的效果。从宏观层面看，一是利用国家统计数据，在全国范围内或者省际层面进行老年人健康水平差异的比较，找到影响不同区域间老年人健康差异的社会经济原因，并根据各地区的经济社会发展情况提出相应的对策；二是基于全国医疗和养老资源配置的视角，在权衡公平和效率的前提下，分析医疗服务资源和养老服务资源分布差异对老年人健康不平等的影响，用定量的方法测算出不同地区之间的老年人健康不平等程度，并基于全国医疗服务资源和养老服务资源均衡配置的视角，提出既有效率又不失公平的资源配置方案；三是将地区之间的环境因素等纳入到宏观健康生产模型中，考察不同环境污染程度和环境保护程度对健康产出和健康质量的影响，从产业升级、产业结构和人口发展等方面，提出适宜于五大发展理念的具有建设性和操作性的政策建议。

从微观层面看，关于中国老年人健康不平等问题的研究议题亦较多：一是分析不同社会经济地位的老年人如何通过异质性健康行为产出不同的健康结果，找到老年人健康不平等的个体人为因素，从而通过引导全民健康生活和健康工作来达到健康均衡和健康公平；二是讨论医疗和养老状况中的单项因素如共付比例等对老年人健康不平等的影响，采用更严谨的计量方法，构建精准的影响渠道，使用大量微观数据验证这些渠道的具体作用，为医疗服务体系和养老服务体系的构建提供有益参考；三是基于互联网大数据系统、电子病历、健康管理系统等，挖掘直接或者间接影响老年人健康不平等的各类因素，并对老年人健康不平等的现状和影响机制进行可视化分析，为医疗改革提供操作性强的对策建议。

当然，上述这些也仅仅是关于该研究议题的冰山一角，还有诸多有价值的研究问题尚未举出，恳请广大同仁斧正补充。消减中国老年人健康不平等问题，事关每一个人、每一个家庭、生活在社会中底层的广大同胞，更事关富强、民主、文明与和谐的国家建设。研究如何消减中国老年人健康不平等问题，不仅对中国健康老龄化和积极老龄化有益，而且对世界健康老龄化和积极老龄化也具有参考价值。

参考文献

著作

[1] 党俊武. 老龄化蓝皮书：中国城乡老年人生活状况调查报告. 北京：社会科学文献出版社，2018.

[2] 杜乐勋，张文鸣. 中国医疗卫生发展报告. 北京：社会科学文献出版社，2007.

[3] 胡宏伟. 国民健康公平程度测量，因素分析与保障体系研究. 北京：人民出版社，2011.

[4] 陆铭，梁文泉. 劳动和人力资源经济学——经济体制与公共政策. 上海：格致出版社，2017.

[5] 孟庆跃，严非. 中国城市卫生服务公平与效率评价研究. 济南：山东大学出版社，2005.

[6] 舍曼·富兰德，艾伦·古德曼，迈伦·斯坦诺. 卫生经济学. 北京：中国人民大学出版社，1993.

期刊

[1] 陈东，张郁扬. 与收入相关的健康不平等的动态变化与分解——以我国中老年群体为例. 金融研究，2015（12）.

[2] 陈秋霖，胡钰曦，傅虹桥. 群体性失业对健康的短期与长期影响——来自中国20世纪90年代末下岗潮的证据. 中国人口科学，2017（5）.

[3] 程令国，张晔，沈可. 教育如何影响了人们的健康？——来自中国老年人的证据. 经济学（季刊），2015（1）.

[4] 储德银，张婷. 财政分权与收入不平等——基于面板门限回

归模型的实证分析. 山西财经大学学报, 2016 (1).

[5] 崔斌, 李卫平. 健康性别不平等与政府卫生预算的社会性别分析. 人口与发展, 2009 (1).

[6] 丁继红, 董旭达. 我国城乡老龄健康: 子女的作用有多大? ——基于 CHNS 数据的实证研究. 南开经济研究, 2017 (5).

[7] 杜本峰, 王旋. 老年人健康不平等的演化、区域差异与影响因素分析. 人口研究, 2013 (5).

[8] 杜鹏, 李兵, 李海荣. 整合照护与中国老龄政策的完善. 国家行政学院学报, 2014 (3).

[9] 杜雯雯, 曹乾. 贫困, 收入差距与城镇居民健康. 人口与经济, 2009 (4).

[10] 封进, 宋铮. 中国农村医疗保障制度: 一项基于异质性个体决策行为的理论研究. 经济学 (季刊), 2007 (3).

[11] 顾和军, 刘云平. 与收入相关的老人健康不平等及其分解——基于中国城镇和农村的经验研究. 南方人口, 2011 (4).

[12] 和红, 陈超. 中年高级知识分子体质指数与健康状况研究. 人口研究, 2009 (4).

[13] 黄国桂, 杜鹏, 陈功. 隔代照护对于中国老年人健康的影响探析. 人口与发展, 2016 (6).

[14] 黄洁萍, 尹秋菊. 社会经济地位对人口健康的影响——以生活方式为中介机制. 人口与经济, 2013 (3).

[15] 黄潇. 与收入相关的健康不平等扩大了吗. 统计研究, 2012 (6).

[16] 焦开山. 健康不平等影响因素研究. 社会学研究, 2014 (5).

[17] 焦开山. 中国老年人健康预期寿命的不平等问题研究. 社会学研究, 2018 (1).

[18] 解垩. 与收入相关的健康及医疗服务利用不平等研究. 经济研究, 2009 (2).

[19] 靳永爱, 周峰, 翟振武. 居住方式对老年人心理健康的影

响——社区环境的调节作用．人口学刊，2017（3）．

[20] 李成福，王海涛，王勇等．教育对中国老年人健康预期寿命影响的多状态研究．人口与发展，2017（3）．

[21] 李建新，李春华．城乡老年人口健康差异研究．人口学刊，2014（5）．

[22] 李军，王丽民．我国老年人的收入状况——基于第四次中国城乡老年人生活状况抽样调查数据的分析．老龄科学研究，2018（6）．

[23] 李婷．中国老年人生理年龄的测量．人口研究，2017（6）．

[24] 连玉君，黎文素，黄必红．子女外出务工对父母健康和生活满意度影响研究．经济学（季刊），2015（1）．

[25] 梁宏，郭娟娟．不同类别老年流动人口的特征比较——基于2015年国家卫生计生委流动人口动态监测数据的实证分析．人口与发展，2018（1）．

[26] 刘昌平，汪连杰．社会经济地位对老年人健康状况的影响研究．中国人口科学，2017（5）．

[27] 刘畅，易福金，徐志刚．父母健康：金钱和时间孰轻孰重？——农村子女外出务工影响的再审视．管理世界，2017（7）．

[28] 刘岚，陈功．我国城镇已婚妇女照护父母与自评健康的关系研究．人口与发展，2010（5）．

[29] 刘明霞，仇春涓．医疗保险对老年人群住院行为及负担的绩效评价——基于中国健康与养老追踪调查的实证．保险研究，2014（9）．

[30] 刘小鲁．中国城乡居民医疗保险与医疗服务利用水平的经验研究．世界经济，2017（3）．

[31] 刘晓婷，黄洪．医疗保障制度改革与老年群体的健康公平——基于浙江的研究．社会学研究，2015（4）．

[32] 鲁万波，于翠婷，高宇璇．中老年人健康机会不平等的城乡分解．财经科学，2018（3）．

[33] 马超，顾海，宋泽．补偿原则下的城乡医疗服务利用机会不

平等.经济学（季刊），2017（4）.

[34] 毛毅，冯根福.教育对健康的影响效应及传导机制研究.人口与经济，2011（3）.

[35] 明艳.我国人口健康水平区域间差异性与区域内不平衡性的聚类分析.人口研究，2009（6）.

[36] 牟俊霖.我国医疗筹资的公平性研究——基于"中国健康与营养调查"的微观数据.人口与经济，2010（6）.

[37] 穆光宗，王志成，颜廷健，等.中国老年人口的受教育水平.市场与人口分析，2005（3）.

[38] 穆光宗.不分年龄、人人健康：增龄视角下的健康老龄化.人口与发展，2018（1）.

[39] 齐良书，李子奈.与收入相关的健康和医疗服务利用流动性.经济研究，2011（9）.

[40] 祁毓，卢洪友.污染、健康与不平等——跨越"环境健康贫困"陷阱.管理世界，2015（9）.

[41] 任国强，黄云，周云波.个体收入剥夺如何影响城镇居民的健康？——基于CFPS城镇面板数据的实证研究.经济科学，2017（4）.

[42] 任强，唐启明.中国老年人的居住安排与情感健康研究.中国人口科学，2014（4）.

[43] 阮航清，陈功.中国老年人与收入相关的健康不平等及其分解——以北京市为例.人口与经济，2017（5）.

[44] 宋月萍，张涵爱，李龙.留守、"广场舞"与健康福利——老年文娱活动健康促进作用分析.人口与发展，2015（5）.

[45] 宋月萍.精神赡养还是经济支持：外出务工子女养老行为对农村留守老人健康影响探析.人口与发展，2014（4）.

[46] 孙鹃娟，冀云.家庭"向下"代际支持行为对城乡老年人心理健康的影响——兼论认知评价的调节作用.人口研究，2017（6）.

[47] 谭涛，张茜，刘红瑞.我国农村老年人口的健康不平等及其分解——基于东中西部的实证分析.南方人口，2015（3）.

［48］唐钧，冯凌．完全失能老人长期照护保险研究．江苏社会科学，2015（3）．

［49］陶涛，李龙．城市老年人闲暇时间安排及对健康的影响．人口学刊，2016（3）．

［50］田卫民．省域居民收入基尼系数测算及其变动趋势分析．经济科学，2012（2）．

［51］汪泓等．健康人力资本指标体系研究．上海管理科学，2017（4）．

［52］王存同，臧鹏运．退休影响健康吗？——一种社会学实证研究的视角．人口与发展，2016（1）．

［53］王甫勤．社会经济地位、生活方式与健康不平等．社会，2012（2）．

［54］王洪亮，朱星姝．中老年人口健康差异的影响因素分析．中国人口科学，2018（3）．

［55］王军强，李兵．城市养老服务政策基层实践偏差、困境及其治理——以北京市为例．社会保障研究，2018（3）．

［56］王伟进，曾毅，陆杰华．中国老年人的被动吸烟状况与其健康风险——基于个人生命历程的视角．人口研究，2014（1）．

［57］温兴祥，肖书康，温雪．子女外出对农村留守父母健康的影响．人口与经济，2016（5）．

［58］吴联灿，申曙光．新型农村合作医疗制度对农民健康影响的实证研究．保险研究，2010（6）．

［59］吴燕，徐勇．不同社会经济地位老年人健康期望寿命研究．中国卫生事业管理，2011（8）．

［60］薛新东，葛凯啸．社会经济地位对我国老年人健康状况的影响——基于中国老年健康影响因素调查的实证分析．人口与发展，2017（2）．

［61］薛新东．社会资本与国民健康政策．财政研究，2015（11）．

［62］薛新东．中国老年人健康不平等的演变趋势及其成因．人口与发展，2015（2）．

［63］ 叶金珍. 退休、生活习惯与健康的关系——基于 Harmonized CHARLS 数据的研究. 人口与经济，2018（2）.

［64］ 易成栋，任建宇. 中国老年人居住意愿满足程度及其影响因素. 中国人口科学，2019（1）.

［65］ 湛泳，徐乐. 我国老年人被动吸烟健康支出与其影响因素——基于不同收入水平的分析. 经济科学，2016（3）.

［66］ 张航空. 中国老年人口受教育水平现状及其变动. 中国老年学杂志，2016（5）.

［67］ 张立龙，张翼. 中国老年人失能时间研究. 中国人口科学，2017（6）.

［68］ 赵忠，侯振刚. 我国城镇居民的健康需求与 Grossman 模型——来自截面数据的证据. 经济研究，2005（10）.

［69］ 郑莉，曾旭晖. 教育的健康回报及其队列差异——基于成长曲线模型的分析. 人口与经济，2018（1）.

［70］ 郑莉莉. 医疗保险改变了居民的就医行为吗？——来自我国 CHNS 的证据. 财政研究，2017（2）.

［71］ 周广肃，樊纲，申广军. 收入差距、社会资本与健康水平——基于中国家庭追踪调查（CFPS）的实证分析. 管理世界，2014（7）.

［72］ 周晶，韩央迪，等. 照护孙子女的经历对农村老年人生理健康的影响. 中国农村经济，2016（7）.

［73］ 周钦，田森，潘杰. 均等下的不公——城镇居民基本医疗保险受益公平性的理论与实证研究. 经济研究，2016（6）.

［74］ 朱铭来，贵哲暄. 卫生融资体系中基本医保与商业健康保险的关系——基于 2003—2012 年我国城镇地区的省级面板数据研究. 保险研究，2014（6）.

网络

［1］ 日本发布老龄人口最新数据，65 岁以上的比例是中国的 2.6 倍，http：//www.sohu.com/a/192930806_611014.

［2］ 世界卫生组织. 关于老龄化与健康的全球报告. https：//

www. who. int/ageing/publications/world-report-2015/zh/.

［3］世界卫生组织 . 世界卫生统计（2018）. https：//www. who. int/gho/publications/world_health_statistics/zh/.

［4］世界卫生组织 . 中国老龄化与健康国家评估报告. https：// www. who. int/ageing/publications/china-country-assessment/zh/.

外文文献

［1］Mckay A. Defining and Measuring Inequality. Overseas Development Institute, 2002（3）: 1.

［2］Arrow K. Uncertainty and the Welfare Economics of Medical Care. American Economic Review, 1963（5）: 941.

［3］Baeten, et al. Rising inequalities in income and health in China: Who is left behind? Journal of Health Economics, 2013（6）: 1214.

［4］Bakkeli, Zou N. Income inequality and health in China: A panel data analysis. Social Science & Medicine, 2016（157）: 39.

［5］Braveman P. Health Disparities and Health Equity: Concepts and Measurement. Annu Rev Public Health, 2006（1）: 167.

［6］Burgess J F, Wilson P W. Variation In Inefficiency Among US Hospitals. Information Systems and Operational Research, 1998（3）: 84.

［7］Cai, et al. Decomposing the causes of socioeconomic-related health inequality among urban and rural populations in China: a new decomposition approach. International Journal for Equity in Health, 2017（1）: 128.

［8］Collins E, Klein R. Equity and the NHS: self-reported morbidity, access, and primary care. British Medical Journal, 1980（281）: 1111.

［9］Conti, Heckman J. The Developmental Approach to Child and Adult Health. Pediatrics, 2013（S）: 131.

［10］Conti, et al. The Education-Health Gradient. American Economic

Review, 2010 (2): 234.

[11] Cutler, Lleras-Muney A. Education and Health: Evaluating Theories and Evidence. Working Paper Series (National Bureau of Economic Research), 2006 (1): 129.

[12] Fuchs, et al. Schooling and health: The cigarette connection. Journal of Health Economics, 1982 (3): 1.

[13] Firpo, et al. Unconditional Quantile Regressions. Econometrica, 2009 (3): 953.

[14] Asada Y. A framework for measuring health inequity. Journal of Epidemiology & Community Health, 2005 (8): 700.

[15] Grossman M. On the Concept of Health Capital and the Demand for Health. Journal of Political Economy, 1972 (2): 223.

[16] Hampel, Frank R. The Influence Curve and its Role in Robust Estimation. Journal of the American Statistical Association, 1974 (69): 11.

[17] Heckley, et al. A general method for decomposing the causes of socioeconomic inequality in health. Journal of Health Economics, 2016 (48): 89.

[18] Jensen, et al. The Erosion of Purchased Health Insurance. Inquiry, 1988 (3): 328.

[19] Kaplan, Anderson J P. A general health policy model: update and applications. Health Services Research, 1988 (2): 203.

[20] Kjellsson, et al. Lies, Damned Lies, and Health Inequality Measurements Understanding the Value Judgments. Epidemiology, 2015 (5): 673.

[21] Koivusilta, et al. Health inequality in adolescence. Does stratification occur by familial social background, family affluence, or personal social position?. BMC Public Health, 2006 (1): 110.

[22] Devaux M. Income-related Inequalities and Inequities in Health Care Services Utilisation in 18 Selected OECD Countries. The

European Journal of Health Economics, 2013 (16): 21.

[23] Marmot. Social determinants of health inequalities. Slovenian Journal of Public Health, 2012 (1): 1.

[24] Monti A C. The Study of the Gini Concentration Ratio by Means of the Influence Function. Statistica, 1991 (51): 561.

[25] Nations, Department Economic United. World Population Prospects: The 2012 Revision Highlights and Advance Tables. United Nations, Department of Economic and Social Affairs, 2013.

[26] Pan American Health Organization. Measuring health inequalities: Gini coefficient and concentration index. Epidemiol Bull, 2001 (1): 3.

[27] Park, et al. Poor health in the Korean older population: Age effect or adverse socioeconomic position. Archives of Gerontology and Geriatrics, 2012 (3): 599.

[28] Patterson, et al. UCSD Performance-Based Skills Assessment: Development of a New Measure of Everyday Functioning for Severely Mentally Ill Adults. Schizophrenia Bulletin, 2001 (2): 235.

[29] Safaei J. Income and health inequality across Canadian provinces. Health and Place, 2007 (3): 629.

[30] Sen A. Why health equity?. Health Economics, 2002 (8): 659.

[31] Lowe J M. Gravity model applications in health planning: Analysis of an urban hospital market. Journal of Regional Science, 1996 (36): 437.

[32] Silles M A. The causal effect of education on health: Evidence from the United Kingdom. Economics of Education Review, 2009 (1): 122.

[33] Lennart, et al. "Healthometer" —An Instrument for Self-Distributed Health Screening and Prevention in the Population. Journal of Medical Systems, 1998 (5): 339.

[34] Mooney G, Maynard A. Teaching health economics. British Medical Journal, 1986 (292): 785.

[35] Valdmanis, Vivian G. Ownership and Technical Efficiency of Hospitals. Medical Care, 1990 (6): 552.

[36] Van, et al. Income-related inequalities in health: some international comparisons. Journal of Health Economics, 1997 (1): 93.

[37] Vayda E. Inequalities in Health: The Black Report. Journal of Public Health Policy, 1984 (4): 573.

[38] Wagstaff, et al. Chapter 34 Equity in health care finance and delivery. Handbook of Health Economics, 2000.

[39] Wagstaff A. Correcting the concentration index: A comment. Journal of Health Economics, 2009 (2): 516.

[40] West P. Rethinking the Health Selection Explanation for Health Inequalities. Social Science & Medicine, 1991 (4): 373.

[41] Wildman J. Modelling health, income and income inequality: the impact of income inequality on health and health inequality. Journal of Health Economics, 2003 (4): 521.

[42] Winkleby, et al. Socioeconomic status and health: how education, income, and occupation contribute to risk factors for cardiovascular disease. American Journal of Public Health, 1992 (6): 816.